Aamir Al Mosawi

Uma nova abordagem terapêutica para o tratamento da atrofia cerebral

Aamir Al Mosawi

Uma nova abordagem terapêutica para o tratamento da atrofia cerebral

ScienciaScripts

Imprint

Any brand names and product names mentioned in this book are subject to trademark, brand or patent protection and are trademarks or registered trademarks of their respective holders. The use of brand names, product names, common names, trade names, product descriptions etc. even without a particular marking in this work is in no way to be construed to mean that such names may be regarded as unrestricted in respect of trademark and brand protection legislation and could thus be used by anyone.

Cover image: www.ingimage.com

This book is a translation from the original published under ISBN 978-620-2-07438-4.

Publisher:
Sciencia Scripts
is a trademark of
Dodo Books Indian Ocean Ltd. and OmniScriptum S.R.L publishing group

120 High Road, East Finchley, London, N2 9ED, United Kingdom
Str. Armeneasca 28/1, office 1, Chisinau MD-2012, Republic of Moldova, Europe
Printed at: see last page
ISBN: 978-620-7-88328-8

Conteúdo

Prefácio

Os danos cerebrais induzidos por asfixia de nascença com atrofia cerebral são uma situação ameaçadora. A consequência esperada é uma forma grave de paralisia cerebral com uma deficiência grave. Esta doença é irreversível e não há tratamento médico que se saiba ser eficaz.

Foi visto um menino com cerca de um ano e nove meses de idade que sofreu danos cerebrais induzidos por asfixia de nascença com atrofia cerebral, e que estava quase sem vida.

Não abria os olhos nem mostrava qualquer movimento espontâneo. Não respondia a estímulos moderadamente dolorosos, apenas se alimentava com dificuldade, respirava e o seu coração batia. O menino estava marcadamente hipotónico, mas com reflexos do joelho bastante rápidos.

A família consultou muitos médicos, que lhe disseram que a melhor opção para ele era deixá-lo sem tratamento e morrer mais cedo. No entanto, a família trouxe-o para a nossa clínica pedindo alguma esperança e recusou a opinião de outros médicos, recusando-se a desistir.

O objetivo deste livro é descrever uma nova abordagem terapêutica para o tratamento desta condição ameaçadora que literalmente trouxe a criança de volta à vida.

CAPÍTULO 1: ASFIXIA GRAVE AO NASCER E PARALISIA CEREBRAL

A asfixia grave à nascença é uma situação sinistra. A morte ou uma forma grave de paralisia cerebral e atrofia cerebral com deficiências graves são consequências bem conhecidas. Esta doença é irreversível e não se conhece nenhum tratamento médico eficaz.

A asfixia de parto, asfixia perinatal ou asfixia neonatal é uma condição resultante da falta de oxigénio adequado durante o processo de nascimento, com a possibilidade de causar lesões físicas, geralmente no cérebro.

As lesões hipóxicas podem afetar qualquer órgão (coração, pulmões, fígado, intestino e rins), mas as lesões cerebrais são as mais graves. As consequências da lesão cerebral incluem a encefalopatia hipóxico-isquémica, a paralisia cerebral, a atrofia cerebral, o atraso no desenvolvimento ou a deficiência intelectual.

A asfixia de parto foi registada em 2 a 10 por 1000 recém-nascidos de termo, e mais nos prematuros. A Organização Mundial de Saúde estimou que quatro milhões de mortes neonatais ocorrem anualmente devido a asfixia de parto, sendo responsáveis por cerca de 38% das mortes de crianças com menos de cinco anos de idade.

Um boletim de 2008 da Organização Mundial de Saúde referiu que cerca de 900 000 bebés morrem todos os anos de asfixia de parto, o que a torna uma das principais causas de morte de recém-nascidos. No entanto, nos Estados Unidos, a asfixia de parto e a hipoxia intra-uterina foram classificadas como a décima principal causa de morte neonatal.

Virginia Apgar (Figura 1.1), uma anestesista do New York-Presbyterian Hospital, concebeu em 1952 a chamada pontuação de Apgar; é um método utilizado para avaliar recém-nascidos. Baseia-se em cinco critérios simples (Aspeto, Pulso, **Careta**, Atividade e Respiração).

O recém-nascido avaliado tem uma pontuação de Apgar que varia de zero a 10, resultante da soma das pontuações dos cinco critérios, conforme indicado na tabela 1.1. A avaliação é geralmente efectuada um e cinco minutos após o nascimento e tem de ser repetida aos 10 minutos se a pontuação total permanecer baixa. As pontuações de 7 e superiores são consideradas normais e as pontuações de 4 a 6 são consideradas baixas. Uma pontuação de 3 e inferior é considerada criticamente baixa e grave.

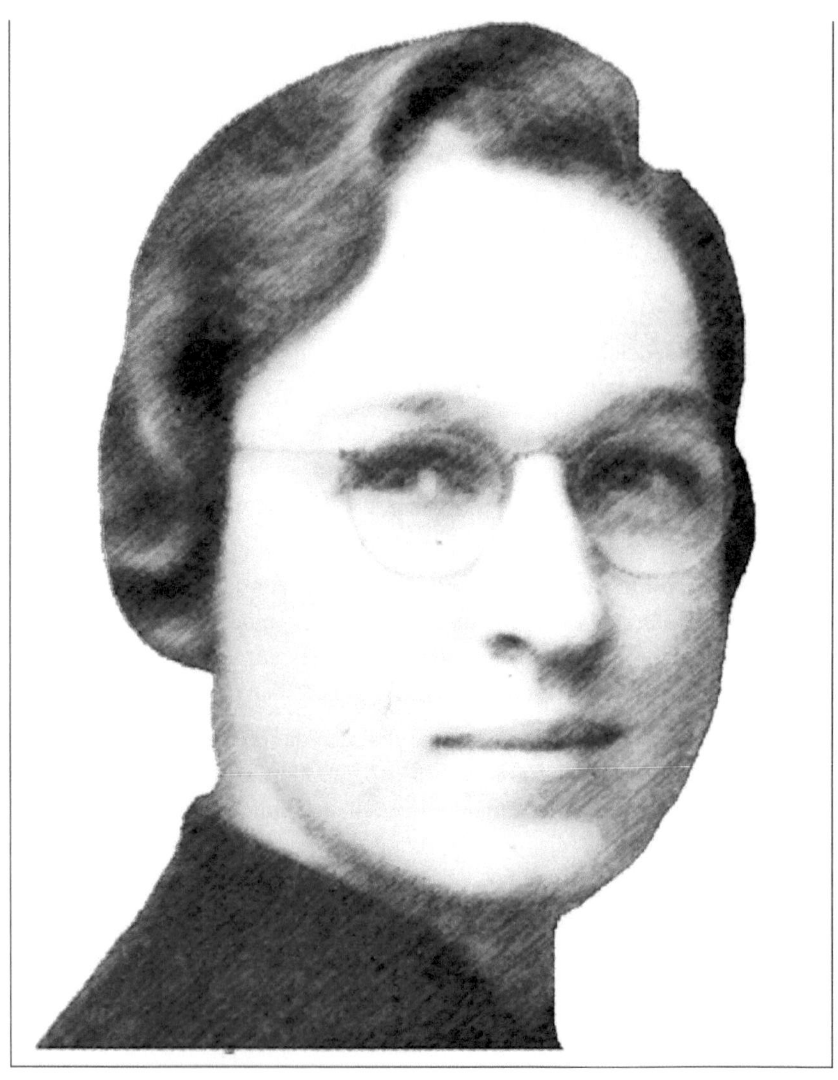

Virginia Apgar (7 de junho de 1909 - 7 de agosto de 1974) foi uma anestesista obstétrica americana. É mais conhecida pela conceção de um método para avaliar a saúde dos recém-nascidos imediatamente após o nascimento.

	Pontuação de ZERO	Pontuação de UM	Pontuação de DOIS
Aspeto (cor da pele)	Cianose ou palidez generalizada	Apenas acrocianose dos membros	O corpo e os membros são cor-de-rosa sem cianose
Pulso (Frequência	0	Menos de 100/	Mais de100/ minuto

cardíaca)		minuto	
Grimace (Careta de irritabilidade reflexa)	Não responde a estímulos	Grimace quando aspirado ou fortemente estimulado	Choro com estimulação
Atividade	Mancar sem qualquer atividade	Flexão ligeira	Membros flexionados que resistem à extensão
Respiração	Apneia	Fraco, irregular, ofegante	Grito vigoroso

Quadro 1.1: Os cinco critérios do índice de Apgar e a sua pontuação

Uma pontuação baixa na avaliação do recém-nascido ao minuto indica que o recém-nascido necessita de cuidados médicos, mas nem sempre indica um problema a longo prazo, desde que a pontuação melhore na avaliação aos cinco minutos. Se a pontuação de Apgar permanecer abaixo de 3 aos 10 minutos, pode estar associada a uma maior probabilidade de lesão cerebral e a um maior risco de paralisia cerebral.

Hilary Scott, do Hammersmith Hospital, em Londres, descreveu o resultado de uma asfixia grave durante o parto em 1976.

Hilary Scott efectuou um estudo de acompanhamento de 48 crianças com asfixia grave de parto que nasceram no Hammersmith Hospital durante um período de 6 anos (1966-1971).

Os doentes foram seleccionados ou porque eram aparentemente nados-mortos (Apgar 0 ao 1 minuto) ou porque a respiração espontânea não se estabeleceu nos 20 minutos seguintes ao nascimento, apesar da reanimação intensiva por entubação intra-traqueal com ventilação intermitente com pressão positiva, tendo-se recorrido, na maioria dos casos, à massagem cardíaca externa e à administração de álcalis intravenosos.

Apesar da reanimação intensiva, vinte e cinco crianças morreram e seis das 23 crianças que sobreviveram desenvolveram paralisia cerebral.

Quinze casos eram aparentemente nados-mortos e trinta e três casos não tinham estabelecido respirações espontâneas até 20 minutos após o nascimento. Metade deles morreu, mas 3 a 7 anos mais tarde três quartos dos sobreviventes estavam aparentemente normais.

23 das 48 crianças sobreviveram ao período neonatal e foram seguidas durante 2-7 anos. 16 das 23 crianças não têm qualquer anomalia detetável e têm uma inteligência ou quociente de desenvolvimento normais. Uma criança tinha uma inteligência normal limítrofe e seis crianças tinham paralisia cerebral. Surpreendentemente, seis das crianças graves que sobreviveram a um aparente nado-morto eram normais.

No estudo de Hillary Scott, quatro das seis crianças que desenvolveram paralisia cerebral tinham paralisia cerebral atetóide e duas tinham quadriplegia espástica. As duas crianças com quadriplegia espástica tinham microcefalia e eram gravemente retardadas, tendo morrido mais tarde quando estavam num lar residencial.

Hillary Scott sublinhou que mesmo uma pontuação de Apgar de três está associada a asfixia grave, sem reanimação intensiva.

BIBLIOGRAFIA

Evans PR. Antecedentes da paralisia cerebral infantil. Archives of Disease in Childhood 1948; 23, 213.

Apgar V. Uma proposta para um novo método de avaliação do recém-nascido. Curr Res Anesth Analg 1953 32 (4): 260-267. PMID: 13083014.

Lord JM, Powell BW, Roberts H. Treatment of asphyxia neonatorum (Tratamento da asfixia neonatal). Lancet 1953; 2, 1001.

Wolf A, Cowen D. The cerebral atrophies and encephalomalacias of infancy and childhood. Res Publ Assoc Res Nerv Ment Dis. 1955; 34:199- 330.PMID:13408552.

Holmes JA, Payne JA. Asphyxia pallida que responde à insuflação endotraqueal após 140 minutos. British Medical Journal 1955; 1, 1071.

Fraser MS, Wilks J. The residual effect of neonatal asphyxia (O efeito residual da asfixia neonatal). Jornal de Obstetrícia e Ginecologia do Império Britânico 1959; 66,748.

Feld M. Atrofia hemisférica e hipóxia. Possibilidades de melhoria do regime circulatório. Arch Fr Pediatr. 1959; 16:928-31. Artigo em francês. PMID: 13822002.

Murano G. Hormonas do córtex suprarrenal nas síndromes de lesão cerebral (anóxica-hemorrágica) do recém-nascido. Pediatria (Napoli). 1963 Dez 16; 71:1075-107 .Artigo em italiano. PMID: 14164685.

Actas Scott H: Outcome of severe birth asphyxia. Arch Dis Child 1974 Oct; 49(10):820. PMID: 4429373.

Scott H. Outcome of very severe birth asphyxia (resultado de asfixia de parto muito grave). Arch Dis Child 1976 Sep; 51(9):712-6. PMID: 1033733.

Casey BM, McIntire DD, Leveno K.J. The continuing value of the Apgar score for the assessment of newborn infants. N Engl J Med 2001; 344 (7): 467-471. PMID: 11172187.

Finster M., Wood M. The Apgar score has survived the test of time" [O índice de Apgar sobreviveu ao teste do tempo]. Anesthesiology 2005; 102 (4): 855-857.

Kaye D. Antenatal and intrapartum risk factors for birth asphyxia among emergency obstetric referrals in Mulago Hospital, Kampala, Uganda. East African Medical Journal 2003; 80 (3): 14^143. PMID: 12762429.

Cohen, Frances M. Origin and timing of brain lesions in term Infants with Neonatal Encephalopathy (Origem e momento das lesões cerebrais em bebés de termo com encefalopatia neonatal). The Lancet 2003; 361: 73642. PMID: 12620738.

CAPÍTULO 2: ATROFIA CEREBRAL INDUZIDA POR ASFIXIA DE NASCIMENTO

Os danos cerebrais e a atrofia cerebral induzidos por asfixia de nascença são uma situação ameaçadora. A consequência esperada é uma forma grave de paralisia cerebral com uma deficiência grave. Esta doença é irreversível e não se conhece nenhum tratamento médico que seja eficaz.

Gérard et al (1981) estudaram 27 bebés que sofreram asfixia grave ao nascer com tomografias axiais computorizadas (TAC) do cérebro. As suas idades variavam entre os dois dias e os dois anos. Gérard et al descobriram o seguinte:

Tomografia computorizada cerebral normal em onze doentes.

Hemorragia em cinco pacientes

Áreas hipodensas em três doentes

Edema cerebral em quatro doentes

Atrofia cerebral em cinco doentes.

Quistos pseudo-porencefálicos em dois doentes

Lesões dos núcleos centrais em dois doentes.

No estudo de Gérard et al, a atrofia cerebral ocorreu em mais de 20% dos 27 bebés que sofreram asfixia grave ao nascer.

Carollo et al (1982) estudaram 37 recém-nascidos que sofreram asfixia com tomografia computorizada. Onze de 27 bebés de termo e 4 de 10 recém-nascidos pré-termo fizeram 2 ou 3 exames em série, o último quando tinham 2-5 meses de idade. Seis doentes (2 pré-termos e 4 recém-nascidos de termo) apresentavam hipodensidade cortical. Dois deles revelaram atrofia cerebral posterior e dilatação dos ventrículos.

Lütschg e colegas (1983) estudaram 10 bebés que sofreram asfixia intra-uterina e que desenvolveram uma leucomalácia grave, principalmente associada a atrofia cortical, aos três meses de idade. Todos os doentes eram gravemente hipotónicos e sofreram convulsões no período neonatal. Aos três meses de idade, todos os doentes eram hipo ou hipertónicos e apresentavam espasmos infantis.

A tomografia computorizada (TC) no período neonatal revelou hipodensidades inespecíficas e, aos 3 meses de idade, a TC mostrou leucomalácia completa. Depois disso, a tomografia computorizada não revelou alterações. Um exame angiográfico em dois casos revelou uma rarefação significativa dos vasos leptomeníngeos e um atraso circulatório na artéria cerebral média.

Babcock e Ball (1983) sugeriram que a ultrassonografia craniana pode ser usada como um teste de triagem em casos de asfixia. Descreveram dezoito bebés que sofreram asfixia grave e tinham uma ecografia craniana anormal. Eles examinaram os pacientes nos primeiros sete dias após a asfixia e as anormalidades ultra-sonográficas incluíam:

1- Obliteração dos ventrículos.

2- Espaços fluidos extra-axiais com ecogenicidade cerebral ligeiramente aumentada, sugerindo edema cerebral.

3- Ecogenicidade parenquimatosa difusamente anormal com ventrículos e sulcos normais.

Os achados ecográficos observados após a primeira semana de vida incluíam atrofia cerebral com aumento do tamanho dos ventrículos e líquido extra-axial.

Babcock e Ball consideraram que a sensibilidade da ecografia precoce anormal realizada durante a primeira semana de vida era relativamente baixa (46%). No entanto, consideraram que a sensibilidade de uma ecografia tardia anormal realizada após a primeira semana de vida era elevada (86%). A especificidade para a ultrassonografia precoce e tardia anormal foi considerada 100%.

Lipp-Zwahlen AE et al (1985) sugeriram que as lesões de hipóxia-isquémia do cérebro podem aparecer como áreas de baixa densidade na tomografia computorizada. Estudaram a evolução temporal das áreas de baixa densidade em 9 bebés de termo asfixiados que tinham duas ou mais tomografias. Tentaram estabelecer uma correlação entre as alterações da TAC e o resultado do desenvolvimento neurológico. O seu estudo sugeriu que as lesões hipóxico-isquémicas aparecem como zonas de baixa densidade nas tomografias realizadas após a primeira semana e que a extensão dessas lesões pode ser melhor avaliada entre 9 e 23 dias após a asfixia.

Os primeiros exames de TC (6 exames efectuados durante a primeira semana de vida) não mostraram áreas de baixa densidade, ou apenas áreas mal definidas, na região periventricular.

As tomografias efectuadas durante o período entre a segunda e a sétima semana de vida (10 tomografias) mostraram que as zonas de baixa densidade estavam mais diminuídas nos bebés que mais tarde eram normais.

Áreas de baixa densidade acentuadamente acentuadas apareceram em pacientes que desenvolveram distúrbios do neurodesenvolvimento. Estas áreas de baixa densidade indicam lesões hipóxico-isquémicas, localizavam-se peri-ventricularmente, estendendo-se à substância branca subcortical e ao córtex, e geralmente envolviam simetricamente ambos os hemisférios. Desapareciam às 4 a 7 semanas em algumas regiões, provavelmente devido à proliferação glial.

A baixa densidade que persiste nos exames de TC durante mais de 4-7 semanas tende a transformar-se em lesões semelhantes a quistos ou em atrofia cerebral acentuada.

Stewart (1988) sugeriu que a ultrassonografia pode ser mais útil em lesões hipóxico-isquémicas graves com um processo necrótico avançado que causa perda de tecido cerebral ou atrofia cerebral.

Kolawole e colegas (1989) estudaram os resultados da TC em 120 crianças com paralisia cerebral. Os 72,5% de resultados positivos estão correlacionados com os tipos clínicos, bem como com a base etiológica da paralisia cerebral.

O tipo espástico, 83,3% do total de crianças, foi o que apresentou maior número de resultados positivos. O rendimento foi maior nas crianças com convulsões (91,3%) e nas do grupo pós-natal (90%), bem como naquelas com trauma de nascimento e asfixia neonatal (94%). Os achados foram de atrofia em 30,8%, hidrocefalia em 10%, infarto em 11,6%, porencefalia em 8,3% e outros.

Lesões tratáveis, como tumor, hidrocefalia, hematoma subdural, porencefalia e higroma, foram identificadas em 22,5% dos casos.

Kolawole e colegas sugeriram que a TAC é definitivamente eficaz no tratamento de crianças com paralisia cerebral.

Khare e Merchant (1990), de Bombaim, estudaram vinte recém-nascidos de termo com encefalopatia hipóxico-isquémica moderada e cinco com encefalopatia hipóxico-isquémica grave. Três neonatos morreram e quatro não puderam ser acompanhados. No entanto, dezoito foram seguidos até aos 18 meses de idade.

Foram observadas hipodensidades cerebrais em vinte recém-nascidos; enquanto a hemorragia intracraniana foi observada em oito doentes, seis dos quais apresentavam simultaneamente hemorragia intracraniana e hipodensidade.

Doze dos 14 bebés com hipodensidades e 5 dos 6 com hemorragia intracraniana que foram acompanhados apresentavam deficiências aos 18 meses.

Treze dos 18 bebés acompanhados fizeram tomografias repetidas entre os 9 e os 18 meses de idade.

A principal anomalia observada nos exames de TC repetidos foi a atrofia cerebral. Todos os 6 bebés cujos exames de seguimento eram anormais tiveram sequelas neurológicas. No entanto, cinco dos sete bebés que apresentaram exames de TC repetidos normais tiveram sequelas neurológicas.

Barkovich e Truwit (1990), da Universidade da Califórnia, estudaram vinte e cinco pacientes que sofreram asfixia com imagens de ressonância magnética.

A idade gestacional das pacientes no momento da asfixia variou de 24 a 46 semanas.

Os doentes que sofreram asfixia às 24 e 26 semanas de idade gestacional desenvolveram trígonos ventriculares irregularmente aumentados com gliose periventricular mínima.

Os doentes que sofreram asfixia às 28-34 semanas tinham ventrículos dilatados de forma variável com gliose periventricular.

O recém-nascido de 36 semanas apresentava uma atrofia cortical e subcortical ligeira e gliose sobreposta à substância branca profunda e à gliose periventricular.

Os recém-nascidos de termo apresentavam uma gliose cortical e subcortical significativa e atrofia cerebral nas áreas de bacia para-sagital.

Os recém-nascidos pós-termo (44-46 semanas) desenvolveram gliose cortical e subcortical e atrofia cerebral, poupando a região periventricular imediata.

Khanna et al (1991) estudaram vinte e cinco recém-nascidos (dezassete de termo e oito pré-termo) com uma idade gestacional média de 37 semanas (variação de 28-48 semanas) e um peso médio à nascença de 2,4 kg (variação de 0,75 kg a 3,5 kg) que sofreram asfixia.

A TAC normal foi encontrada em cinco bebés de termo (29,4%) e em dois bebés pré-termo (25%). As anomalias na TC observadas nos bebés de termo incluíram

1- Hemorragia (subaracnóidea 5,8%, intracerebral 11,6%).

2- Hipodensidade (ligeira 23,2%, moderada 11,6% grave 5,8%).

3- Hipodensidade com hemorragia 5,8%.

4- Atrofia cerebral 5,8%.

Nos bebés prematuros, as anomalias da TAC incluíam:

1- Hemorragia intraventricular em 25%.

2- Hipodensidade em 37,5%.

3- Hipodensidade com hemorragia em 12,5% dos doentes.

A hipodensidade ligeira na tomografia computorizada, na ausência de hemorragia ou de outras anomalias grosseiras, teve um resultado favorável.

Verificou-se que a hipodensidade moderada a grave, que indica lesão cerebral isquémica, tem um resultado desfavorável.

A hemorragia intra-ventricular foi associada à mortalidade, independentemente do tamanho da hemorragia.

Barkovich (1992), da Universidade da Califórnia, estudou a ressonância magnética e a tomografia computadorizada de 16 pacientes que sofreram uma lesão hipóxico-isquémica profunda no período perinatal (12 pacientes) e pós-natal (4 pacientes).

Nos casos de lesão no período perinatal, a RM realizada 1 a 16 anos após a lesão revelou atrofia cerebral ou prolongamento de T2 nas regiões acima mencionadas, nos núcleos geniculados laterais e no córtex cerebral perirrolândico.

Em casos de asfixia mais tardia na infância, a RMN realizada semanas a meses mais tarde revelou atrofia dos núcleos geniculados laterais e dos hipocampos.

Barkovich (1992) sugeriu que a lesão cerebral em recém-nascidos e bebés que sofreram uma lesão hipóxico-isquémica profunda varia com a idade do doente no momento da lesão.

Riccabona et al (1993) descreveram um caso de asfixia grave e edema cerebral grave com consequente desenvolvimento de atrofia cerebral. Neste caso, o edema cerebral foi reconhecido pela utilização da ultrassonografia doppler dos vasos cerebrais e foi confirmado pela monitorização da pressão cerebral.

Anand e colegas (1994) de Nova Deli estudaram 150 recém-nascidos de termo com encefalopatia isquémica hipóxica. As anormalidades ultra-sonográficas incluíam:

Edema cerebral e ou isquémia em 129 doentes (86%).

Obliteração dos ventrículos 30 doentes (20%).

Aumento difuso da ecogenicidade do parênquima cerebral em oitenta doentes (53%), associado à compressão dos ventrículos, dos sulcos e da fissura inter-hemisférica.

Foram observadas lesões ecodensas parenquimatosas focais em nove doentes (6%). O aumento da ecogenicidade periventricular foi observado em dez doentes (6,6%).

Cinquenta dos pacientes de Anand e colegas que tinham exames anormais morreram. Nenhum dos bebés com exames normais, no entanto, morreu (p < 0,001).

Às quatro semanas de idade, foi realizado um exame ultrassonográfico em 100 sobreviventes, que não revelou qualquer anomalia em 51 casos.

No entanto, foi observada atrofia cerebral em 21 doentes. Foram observadas encefalomalácias multicísticas em dois doentes e quisto porencefálico num doente.

Foi observada a persistência de ecogenicidade periventricular aumentada sem alterações quísticas em quatro doentes.

Staneva et al (2002), da Alemanha, sugeriram a possibilidade de identificar doentes com paralisia cerebral através da utilização de ecografia pós-natal. Verificaram que a presença precoce de atrofia cerebral e de leucomalácia periventricular cística na ecografia pode ajudar no diagnóstico precoce da paralisia cerebral.

Kulak et al (2007), da Polónia, estudaram 129 crianças com paralisia cerebral espástica através de RM. Estavam presentes anomalias significativas na RM em 123 (95,3%).

Todos os 45 doentes com paralisia cerebral tetraplégica apresentavam anomalias na RM (100%).

Foram observadas anomalias na RM em 37 crianças com paralisia cerebral diplégica (92,5%).

Foram observadas anomalias na RM em 42 doentes com paralisia cerebral hemiplégica (95,4%).

A leucomalácia periventricular foi observada mais frequentemente nos doentes com diplegia espástica do que nos doentes com tetraplegia ou hemiplegia.

A atrofia cerebral foi observada mais frequentemente no grupo dos tetraplégicos do que no dos diplégicos.

Os quistos porencefálicos foram observados mais frequentemente em crianças com hemiplegia espástica.

As anomalias congénitas do cérebro foram encontradas em maior proporção nas crianças tetraplégicas.

BIBLIOGRAFIA

Courville CB. Um modelo patológico para as alterações cerebrais decorrentes da anóxia paranatal. Relato de um caso de atrofia cerebral secundária a insuficiência cardiorrespiratória na infância. Am J Dis Child 1967 May; 113(5):603- 10. PMID: 6067241.

Gérard P, Verheggen P, Bachy A, Langhendries JP. Valor da tomografia axial computorizada do cérebro em crianças nascidas com asfixia. Arch Fr Pediatr 1981 Oct; 38(8):591-6. PMID: 7316671. [Artigo em francês].

Carollo C, Marin G, Javicoli R, Zorzi C, Laverda AM, Piovesan AL. Alterações cerebrais pós-asfixia no recém-nascido. O significado da hipodensidade tomográfica. Radiol Med 1982 Oct; 68(10):737-42. PMID: 6984197 [Artigo em italiano].

Babcock DS, Ball W Jr. Encefalopatia pós-esfixial em bebés de termo: diagnóstico por ultra-sons. Radiologia 1983 Ago; 148(2):417-23. PMID: 6867334.

Lütschg J, Hänggeli C, Huber P. The evolution of cerebral hemispheric lesions due to pre- or perinatal asphyxia (clinical and neuroradiological correlation). Helv Paediatr Ata. 1983 Aug; 38(3):245-54. PMID: 6684653.

Lipp-Zwahlen AE, Deonna T, Chrzanowski R, Micheli JL, Calame A. Evolução temporal das lesões cerebrais hipóxico-isquémicas em recém-nascidos de termo asfixiados, avaliadas por tomografia computorizada. Neuroradiologia 1985; 27(2):138-44. PMID: 3990946.

Stewart AL. Prediction of long-term outcome in high-risk infants: the use of objective measures of brain structure and function in the neonatal intensive care unit. Baillieres Clin Obstet Gynaecol 1988 Mar; 2(1):221-36. PMID: 2458205.

Kolawole TM, Patel PJ, Mahdi AH. Exames de tomografia computorizada (TC) na paralisia cerebral (PC). Pediatr Radiol 1989; 20(1-2):23-7. PMID: 2602010.

Khare MD, Merchant RH. Diagnostic and prognostic value of CT brain scan in term neonates with moderate and severe birth asphyxia. Indian Pediatr 1990 Mar; 27(3):267-71. PMID: 2351448.

Barkovich AJ, Truwit CL. Brain damage from perinatal asphyxia: correlation of MR findings with gestational age. AJNR Am J Neuroradiol 1990 Nov-Dez; 11(6):1087-96. PMID: 2124034.

Khanna G, Kapoor RK, Misra PK, Srivastava KL, Pant MC, Srivastava PK. Computed tomography of brain in symptomatic birth asphyxia. Indian Pediatr 1991 Nov; 28(11):1283-8. PMID: 1808049.

Barkovich AJ. Avaliação por RM e TC da asfixia neonatal e infantil profunda. AJNR Am J Neuroradiol 1992 maio-Jun; 13(3):959-72; discussão 973-5. PMID: 1590198.

Riccabona M, Haim-Kuttnig M, Maurer U, Müller W, Ritschl E. Um recém-nascido asfixiado com ventrículos sonograficamente dilatados. Klin Padiatr 1993 Jan-Fev; 205(1):52-5. PMID: 8445855[Artigo em alemão].

Anand NK, Gupta AK, Lamba IM. Anomalias neurossonográficas em recém-nascidos com encefalopatia isquémica hipóxica. Indian Pediatr 1994 Jul; 31(7):767-74. PMID: 7890338.

Staneva KN, Hartmann S, Uhlemann M, Dietze H, Reschke E, Koepcke E, Sadenwasser W, Külz T. Neonatal ultrasonographic cerebral findings: association with risk fator for cerebral palsy. Z Geburtshilfe Neonatol 2002 Jul-Ago; 206(4):142-50. PMID: 12198591. [Artigo em alemão].

Cowan F, Rutherford M, Groenendaal F, Eken P, Mercuri E, Bydder GM, Meiners LC, Dubowitz LM, de Vries LS. Origin and timing of brain lesions in term infants with neonatal encephalopathy (Origem e momento das lesões cerebrais em bebés de termo com encefalopatia neonatal). Lancet 2003 Mar 1; 361(9359):736-42. PMID: 12620738.

Kulak W, Sobaniec W, Kubas B, Walecki J, Smigielska-Kuzia J, Bockowski L, Artemowicz B, Sendrowski K. Spastic cerebral palsy: clinical magnetic resonance imaging correlation of 129 children. J Child Neurol 2007 Jan; 22(1):8-14. PMID: 17608298.

CAPÍTULO 3: ASFIXIA DE PARTO E HEMORRAGIA SUPRA-RENAL

A hemorragia adrenal neonatal é uma complicação bem reconhecida da asfixia de nascimento.

Hung e Huang (1991) consideraram que a ultrassonografia abdominal é a modalidade de escolha para o diagnóstico inicial e acompanhamento da hemorragia adrenal neonatal, e que o tratamento conservador é a base do tratamento.

Hung e Huang, de Taiwan, descreveram um recém-nascido gigante com asfixia perinatal e lesão de nascimento complicada por hemorragia adrenal. O recém-nascido necessitou de internamento aos cinco dias de idade devido ao desenvolvimento de iterícia grave. Foi observado um hematoma da suprarrenal direita por ecografia abdominal. O hematoma desapareceu gradualmente com tratamento de apoio aos três meses de idade, como demonstrado por ecografias seriadas, sem a ocorrência de outras complicações.

KuQukoduk et al (1994), da Turquia, salientaram o papel da ecografia no diagnóstico da hemorragia suprarrenal em recém-nascidos com asfixia de nascimento.

Chein et al (1996), de Taiwan, estudaram as características clínicas e a evolução da hemorragia suprarrenal neonatal durante o período de julho de 1992 a agosto de 1993 no Veterans General Hospital-Taipei.

Chein et al sugeriram que o rastreio por ecografia renal no recém-nascido pode ser útil no início da hemorragia suprarrenal neonatal e pode contribuir para um tratamento adequado e para a prevenção de complicações.

O seu estudo incluiu quinze bebés que sofreram hemorragia adrenal neonatal. Três casos tinham peso de nascimento inferior a 3 kg, três casos tinham peso de nascimento superior a 4 kg e nove casos tinham peso de nascimento entre 3 e 4 kg. Apenas um caso era prematuro e um caso era pós-termo.

Utilizaram um scanner portátil de ultra-sons para o rastreio inicial. Chein et al relataram uma frequência menor de hemorragia adrenal neonatal (cerca de 0,35%) em comparação com relatos anteriores.

Quatro dos 15 casos tinham antecedentes de asfixia pré-natal ou perinatal. Apenas um caso apresentava uma massa abdominal palpável.

O exame de ultrassom mostrou que onze tinham sangramento no lado direito, dois no lado esquerdo e dois em ambos os lados. Apenas um apresentava calcificação da suprarrenal.

Durante o início da sua vida, nenhum doente desenvolveu insuficiência cortical suprarrenal ou hemorragia profusa secundária.

Dois doentes apresentavam iterícia patológica. Dois doentes apresentavam anemia grave. Com tratamento conservador, nenhum deles desenvolveu qualquer complicação grave.

Koplewitz, do Canadá, estudou oito recém-nascidos com glândulas supra-renais difusamente aumentadas e com ecogenicidade anormal.

Quatro dos doentes sofreram asfixia perinatal e dois outros necessitaram de ventilação mecânica por outras razões. Seis doentes morreram e um desenvolveu um atraso grave no desenvolvimento, paralisia cerebral e atraso de crescimento.

A ecografia mostrou que as glândulas supra-renais aumentadas e a sua superfície eram lisas. Foi observada a perda da faixa ecogénica central.

A congestão sinusoidal difusa foi observada no exame histológico da autópsia em cinco pessoas que foram autopsiadas.

Koplewitz considerou que estas anomalias ecográficas representam uma parte do espetro de alterações supra-renais que podem ocorrer na asfixia neonatal e noutras causas de stress perinatal. O mau resultado pode ser observado devido a outras sequelas da asfixia.

Rummska et al, da Polónia, consideraram que a hemorragia suprarrenal pré-natal e neonatal está a ser cada vez mais notificada. Estudaram treze recém-nascidos com evidência ecográfica de hemorragia suprarrenal durante a primeira semana de vida. Foram hospitalizados no Departamento de Pediatria e Endocrinologia da Universidade de Medicina de Varsóvia de 2003 a 2007.

Todos os neonatos eram bebés de termo e houve uma predominância do sexo masculino. Doze recém-nascidos foram expostos a factores de risco, incluindo traumatismo de parto, infeção intra-uterina e asfixia perinatal. Não foi detectado qualquer fator de risco num neonato. Um neonato teve hemorragia adrenal bilateral; os outros foram unilaterais, predominantemente do lado direito.

As manifestações clínicas da hemorragia adrenal incluem:

Três recém-nascidos não apresentaram sintomas.

Um doente tinha anemia.

Nove doentes desenvolveram iterícia persistente.

Dois doentes apresentavam uma descoloração azulada do escroto.

Apenas um paciente com hemorragia adrenal bilateral apresentou sinais de insuficiência adrenal, sendo necessário tratamento com glicocorticóides e mineralocorticóides.

A resolução completa da hemorragia suprarrenal foi registada após um período médio de 3,5 meses.

Ruminska et al. salientaram os seguintes aspectos:

A hemorragia suprarrenal neonatal raramente causa o desenvolvimento de insuficiência suprarrenal.

Os recém-nascidos com hemorragia suprarrenal bilateral necessitam de avaliação hormonal.

Todos os doentes com hemorragia suprarrenal neonatal têm de ser seguidos com exame ecográfico.

A hemorragia adrenal unilateral deve ser diferenciada do neuroblastoma. O hematoma escrotal pode ser um sintoma de hemorragia suprarrenal.

BIBLIOGRAFIA

Hung FC, Huang CB. Hemorragia adrenal neonatal. Um relato de caso. Changgeng Yi Xue Za Zhi 1991 Jun; 14(2):136-40. PMID: 1878808 [Artigo em chinês].

Kücüködiik S, Islek I, Akan H, Aydin M, Dilber C, Gürses N. Adrenal hemorrhage in asphyxiated neonates and the importance of ultrasonography. Indian J Pediatr 1994 Jul-Aug; 61(4):432-40. PMID: 8002077.

Chein CL, Chen WP, Yang LY, Fu LS, Lin CY. Deteção precoce de hemorragia adrenal neonatal por ultrassonografia. Zhonghua Min Guo Xiao Er Ke Yi Xue Hui Za Zhi. 1996 Mar-Abr; 37(2):128-32.

Koplewitz BZ, Daneman A, Cutz E, Hellmann J. Congestão adrenal neonatal: uma correlação ultra-sonográfica-patológica. Pediatr Radiol 1998 Dec; 28(12):958-62. PMID: 9880641.

Ruminska M, Welc-Dobies J, Lange M, Maciejewska J, Pyrzak B, Brzewski M. Adrenal haemorrhage in neonates: risk factors and diagnostic and clinical procedure. Med Wieku Rozwoj 2008 Jan-Mar; 12(1):457-62. PMID: 18663265 [Artigo em polaco].

CAPÍTULO 4: PIRITINOL

O piritinol (Figura 4.1) é um derivado da piritoxina que é comercializado em mais de cinquenta países em todo o mundo e é utilizado na Europa há mais de 2 anos.

O piritinol é também designado por dissulfureto de piridoxina. As denominações comerciais europeias incluem Encefabol e Encefabol. É um análogo hidrossolúvel semi-sintético da vitamina B_6 (piridoxina HCl).

O piritinol foi produzido em 1961 pelos Laboratórios Merck através da ligação de duas moléculas de vitamina B_6 (piridoxina) por uma ponte dissulfureto. Durante mais de quatro décadas, o piritinol foi utilizado em vários países para tratar perturbações cognitivas e de aprendizagem em crianças. Desde o início dos anos 90, é vendido como suplemento alimentar nootrópico nos Estados Unidos.

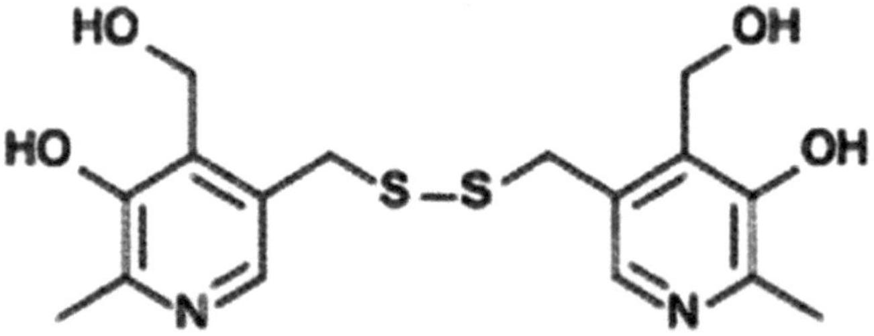

Figura 4.1 : O piritinol é um derivado do pynthioxme, cuja fórmula é $C_{16}H_{20}N_2O_4S_2$

O piritinol foi aprovado para o tratamento sintomático de perturbações crónicas da função cerebral, como as síndromes demenciais, e para o tratamento de suporte das sequelas de traumatismos cranio-cerebrais em vários países europeus, incluindo Áustria, Alemanha, França, Itália, Portugal e Grécia.

Em França, foi também aprovado para o tratamento da artrite reumatoide, como medicamento modificador da doença.

Embora o piritinol ainda não tenha sido licenciado para utilização no Reino Unido, em muitos países está disponível sem receita médica e é amplamente promovido para melhorar a memória.

Foi demonstrado que o fornecimento de sangue cerebral é aumentado pelo piritinol, resultando numa melhoria do metabolismo das células nervosas.

Nos ratos, o piritinol administrado durante 7 a 10 dias após uma lesão cerebral nociva preveniu o mau desenvolvimento cerebral e as perturbações funcionais em modelos experimentais.

Os efeitos favoráveis do tratamento precoce e a longo prazo com piritinol nas sequelas neuropsicopatológicas do sofrimento peri-natal foram confirmados num estudo clínico prospetivo controlado de 128 recém-nascidos de alto risco.

Os ratos após hipoxia pós-natal crónica ligeira apresentam sempre sequelas tardias do comportamento e alterações a longo prazo da libertação de neurotransmissores nas fatias estriatais.

Nos ratos, foi relatado que o piritinol previne o défice de aprendizagem devido à hipoxia.

BIBLIOGRAFIA

Lemmel EM. Comparação entre o piritinol e a auranofina no tratamento da artrite reumatoide. Br J Rheumatol 1993; 32: 375-82.

Benesova O. Mau desenvolvimento cerebral e desvios neuro-comportamentais retardados, induzidos por insultos perinatais, e possibilidades da sua prevenção. J Hyg Epidemiol Microbiol Immunol. 1983; 27(4):373-80.

Lun A, Gruetzmann H, Wustmann C et al. Effect of pyritinol on the dopaminergic system and behavioural outcome in an animal model of mild chronic postnatal hypoxia Biomed Biochim Ata. 1989; 48(2-3):S237-42.

Hindmarch I, Coleston DM, Kerr JS. Psychopharmacological effects of pyritinol in normal volunteers. Neuropsychobiology 1990; 24 (3): 159-64. PMID: 2135070.

CAPÍTULO 5: CITICOLINA

A citicolina (citidina difosfato-colina) ou citidina 5 difosfocolina (figura 5.1) é um psicoestimulante/nootrópico. É um intermediário na produção de fosfatidilcolina a partir da colina. A citicolina está disponível como suplemento e é comercializada em mais de 70 países sob várias marcas, incluindo Ceraxon, Cognizin, NeurAxon, Somazina e Synapsine.

A citicolina é hidrolisada em colina e citidina no intestino. Atravessa a barreira hemato-encefálica e é transformada em citicolina pela enzima que limita a taxa de síntese da fosfatidilcolina, a CTP-fosfocolina citidilililtransferase.

A citicolina é solúvel em água, com uma biodisponibilidade oral superior a 90%. Os níveis plasmáticos atingem o pico uma hora após a ingestão oral e a maior parte da citicolina é excretada como CO2 na respiração, sendo a citicolina restante excretada na urina.

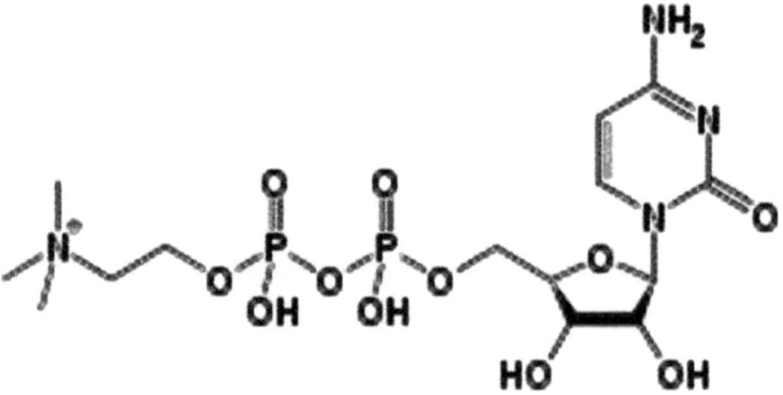

Figura 5.1: Citicolina, a sua fórmula clínica é $C_{14}H_{27}N_4O_{11}P_2^+$

A citicolina tem uma toxicidade muito baixa em animais e humanos. Clinicamente, foram registadas e aprovadas doses de 2000 mg por dia. Foram raramente registados efeitos adversos transitórios menores, que incluem normalmente dores de estômago e diarreia.

A citicolina foi aprovada para o tratamento de traumatismos cranianos, acidentes vasculares cerebrais e doenças neurodegenerativas no Japão e na Europa.

A utilização de citicolina em doentes com AVC foi associada a um efeito neuroprotector significativo; foi demonstrado que a citicolina melhora o resultado clínico de um AVC isquémico ao reduzir o tamanho das lesões causadas por AVC isquémico. Também foi relatado que reduz a taxa de morte e de incapacidade associada ao AVC isquémico.

Os efeitos neuroprotectores da citicolina foram atribuídos aos seguintes factores

Preservação da cardiolipina e da esfingomielina

Preservação do teor de ácido araquidónico da fosfatidilcolina e da fosfatidiletanolamina.

Restabelecimento parcial dos níveis de fosfatidilcolina.

Estimulação da síntese de glutatião e da atividade da glutatião redutase.

Redução da atividade da fosfolipase A2.

Aumento do metabolismo da glucose no cérebro.

Aumento do fluxo sanguíneo cerebral.

Reduzir o stress oxidativo e prevenir uma resposta inflamatória excessiva no cérebro, inibindo a libertação de ácidos gordos livres e reduzindo a rutura da barreira hemato-encefálica.

Melhora a comunicação celular ao aumentar a disponibilidade de neurotransmissores, incluindo acetilcolina, norepinefrina e dopamina. Reduz as concentrações aumentadas de glutamato e aumenta as concentrações diminuídas de ATP induzidas pela isquémia.

A citicolina aumenta a densidade dos receptores de dopamina e, por conseguinte, poderia melhorar a perturbação da memória resultante de más condições ambientais.

A citicolina pode também melhorar a concentração e a energia mental e pode ser útil no tratamento da perturbação de défice de atenção.

A citicolina também demonstrou melhorar a função visual em pacientes com glaucoma.

Em estudos experimentais, a citicolina teve um efeito benéfico nos hipocampos de ratos com doença de Alzheimer induzida, pois reduziu a degenerescência neuronal e o número de células apoptóticas.

BIBLIOGRAFIA

Giménez R, Raïch J, Aguilar J. Changes in brain striatum dopamine and acetylcholine receptors induced by chronic CDP-choline treatment of aging mice. British Journal of Pharmacology 1991; 104 (3): 575-8. PMID: 1839138.

Lopez-Coviella I, Agut J, Savci V, Ortiz JA, Wurtman RJ. Evidence that 5'-cytidinediphosphocholine can affect brain phospholipid composition by increasing choline and cytidine plasma levels. Journal of Neurochemistry 1995; 65 (2): 889-94. PMID: 7616250.

D'Orlando KJ, Sandage BW .Citicoline (CDP-colina): mecanismos de ação e efeitos na lesão cerebral isquémica. Neurological Research 1995; 17 (4): 281-4. PMID: 7477743.

Alvarez XA, Sampedro C, Lozano R, Cacabelos R. Citicoline protects hippocampal neurons against apoptosis induced by brain beta-amyloid deposits plus cerebral hypoperfusion in rats. Methods and Findings in Experimental and Clinical Pharmacology 1999; 21 (8): 535-40. PMID: 10599052.

Renshaw PF, Daniels S, Lundahl LH, Rogers V, Lukas SE. O tratamento a curto prazo com citicolina (CDP-colina) atenua algumas medidas de desejo em indivíduos dependentes de cocaína: um relatório preliminar. Psychopharmacology 1999; 142 (2): 132-8. PMID 10102764.

Wurtman RJ, Regan M, Ulus I, Yu L. Effect of oral CDP-choline on plasma choline and uridine levels in humans. Biochemical Pharmacology 2000; 60 (7): 989-92. PMID: 10974208.

Warach S, Pettigrew LC, Dashe JF, Pullicino P, Lefkowitz DM, Sabounjian L, Harnett K, Schwiderski U, Gammans R . Effect of citicoline on ischemic lesions as measured by diffusion-weighted magnetic resonance imaging. Citicoline 010 Investigators. Annals of Neurology 2000; 48 (5): 713-22. PMID: 11079534.

Babb SM, Wald LL, Cohen BM, Villafuerte RA, Gruber SA, Yurgelun-Rao AM, Hatcher JF, Dempsey RJ. Does CDP-choline modulate phospholipase activities after transient forebrain ischemia? Brain Research 2001; 893 (1-2): 268-72. PMID: 11223016.

Carlezon WA, Pliakas AM, Parow AM, Detke MJ, Cohen BM, Renshaw PF. Efeitos semelhantes aos antidepressivos da citidina no teste de natação forçada em ratos. Biological Psychiatry 2002; 51 (11): 882-9. PMID: 12022961.

Adibhatla RM, Hatcher JF, Dempsey RJ .Citicoline: mecanismos neuroprotectores na isquemia cerebral. Journal of Neurochemistry 2002; 80 (1): 12-23. PMID: 11796739.

Adibhatla RM, Hatcher JF. A citicolina diminui a estimulação da fosfolipase A2 e a geração de radicais hidroxilo na isquemia cerebral transitória. Journal of Neuroscience Research 2003; 73 (3): 308-15. PMID: 12868064.

Cavun S, Savci V. A CDP-colina aumenta a ACTH plasmática e potencia a libertação estimulada de GH, TSH e LH: o envolvimento colinérgico. Fundamental & Clinical Pharmacology 2004; 18 (5): 513-23. PMID: 15482372.

Conant R, Schauss AG. Aplicações terapêuticas da citicolina para AVC e disfunção cognitiva em idosos: uma revisão da literatura. Revista de Medicina Alternativa 2004; 9 (1): 17-31. PMID: 15005642.

Teather LA, Wurtman RJ. A suplementação dietética com CDP-colina previne a perturbação da memória causada por condições ambientais desfavoráveis em ratos. Learning & Memory 2005; 12 (1): 39-43. PMID: 15647594.

Hurtado O, Moro MA, Cárdenas A, Sánchez V, Fernández-Tomé P, Leza JC, Lorenzo P, Secades JJ, Lozano R, Dávalos A, Castillo J, Lizasoain I. Neuroprotecção proporcionada pela administração prévia de citicolina na isquemia cerebral experimental: efeitos no transporte de glutamato. Neurobiology of Disease 2005; 18 (2): 336-345. PMID: 15686962.

Secades JJ, Lorenzo JL. Citicolina: revisão farmacológica e clínica, atualização de 2006. Methods and Findings in Experimental and Clinical Pharmacology 2006; 28 Suppl B: 1-56. PMID: 17171187.

Silveri MM, Dikan J, Ross AJ, Jensen JE, Kamiya T, Kawada Y, Renshaw PF, Yurgelun-Todd DA . A citicolina melhora a bioenergética do lobo frontal, medida pela espetroscopia de ressonância magnética do fósforo. NMR in Biomedicine 2008; 21 (10): 1066-75. PMID: 18816480.

Saver JL. Citicoline: atualização de um agente promissor e amplamente disponível para neuroprotecção e neurorepair Reviews in Neurological Diseases 2008; 5 (4): 167-77. PMID: 19122569.

Parisi V, Coppola G, Centofanti M, Oddone F, Angrisani AM, Ziccardi L, Ricci B, Quaranta L, Manni G. Evidência do papel neuroprotector da citicolina em doentes com glaucoma. Progress in Brain Research 2008; 173: 541- 54. PMID: 18929133.

Parisi V, Coppola G, Ziccardi L, Gallinaro G, Falsini B. Citidina-5'- difosfocolina (Citicolina): um estudo piloto em doentes com neuropatia ótica isquémica não arterítica. Jornal Europeu de Neurologia 2008; 15 (5): 465-474. PMID: 18325025.

Killgore WD, Ross AJ, Kamiya T, Kawada Y, Renshaw PF, Yurgelun-Todd DA. A citicolina afecta o apetite e as respostas córtico-límbicas a imagens de alimentos altamente calóricos. The International Journal of Eating Disorders 2010; 43 (1): 6-13. PMID: 19260039.

Davalos A, Alvarez-Sabin J, Castillo J, Diez-Tejedor E, Ferro J, Martinez- Vila E, Serena J, Segura T, Cruz VT, Masjuan J, Cobo E, Secades JJ .Citicoline no tratamento do AVC isquémico agudo: um estudo internacional, aleatório, multicêntrico, controlado por placebo (ICTUS trial). Lancet 2012; 380 (9839). PMID 22691567.

Overgaard K. Os efeitos da citicolina no AVC isquémico agudo: uma revisão. Jornal de acidente vascular cerebral e doenças cerebrovasculares 2014; 23 (7): 1764-9. PMID 24739589.

CAPÍTULO 6: PIRACETAM

O piracetam (acetamida de 2-oxo-1-pirrolidina) é um racetam com a fórmula $C_6H_{10}N_2O_2$ (Figura 6.1). O piracetam é um derivado cíclico do GABA (ácido gama-aminobutírico). O piracetam foi introduzido em 1964 por Corneliu E. Giurgea (figura 2.2). Há relatos da sua utilização no tratamento da epilepsia na década de 1950.

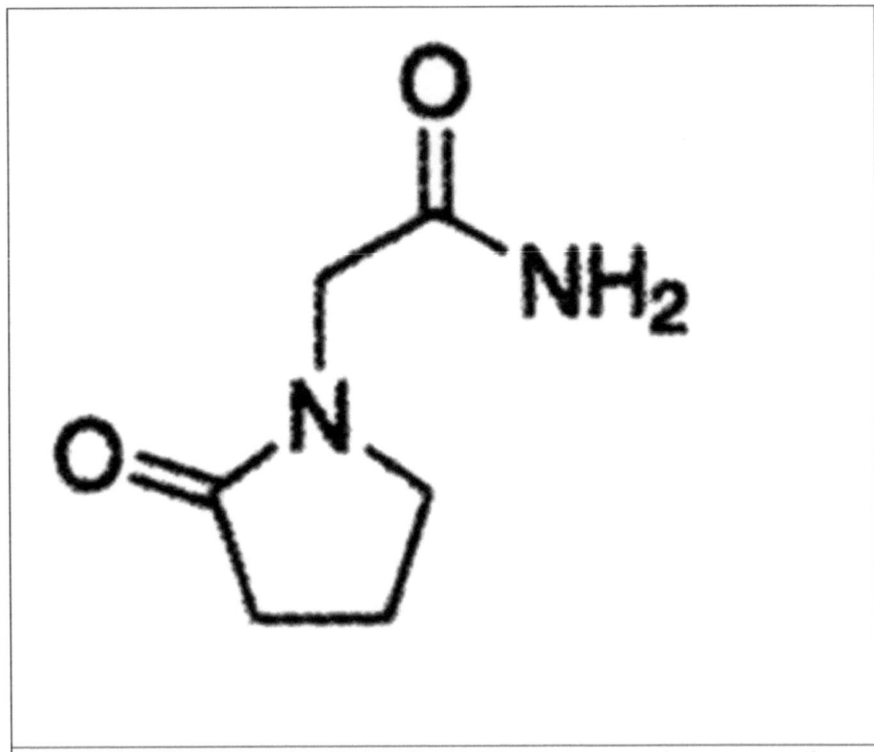

Figure 6.1: Piracetam (2-oxo-1-pyrrolidine acetamide) is racetam with the formula $C_6H_{10}N_2O_2$

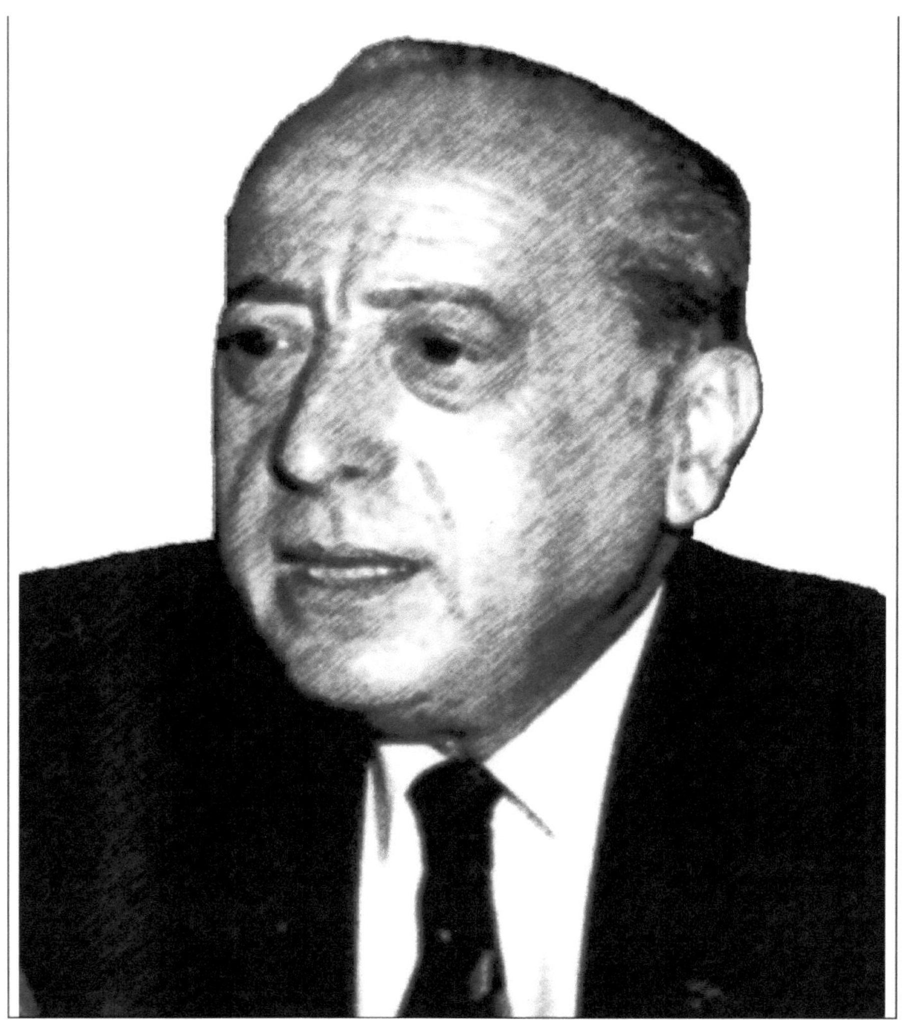

Figura 6.2: Corneliu E. Giurgea (6 de janeiro de 1923 - 30 de dezembro de 1995) foi um psicólogo e químico romeno. Em 1964, sintetizou o piracetam. Criou o termo "nootrópico" e descreveu o piracetam como nootrópico.

O piracetam é comercializado sob vários nomes comerciais, incluindo Nootropil e Lucetam. No Reino Unido, o piracetam é prescrito principalmente para a mioclonia e é utilizado de forma não autorizada para outras doenças.

A utilização de piracetam está associada a muito poucos efeitos secundários e é bem tolerada. Foram ocasionalmente notificados sintomas de excitabilidade geral, incluindo ansiedade, insónia, irritabilidade, dores de cabeça, agitação, nervosismo, tremores e hipercinesia.

O LD$_{50}$ do piracetam é de 5,6 g/kg para os ratos e de 20 g/kg para os ratinhos, o que indica uma toxicidade aguda extremamente baixa.

O piracetam tem sido utilizado em casos de perturbações da memória, depressão, ansiedade, vertigens, dislexia e anemia falciforme.

O piracetam aumenta o fluxo sanguíneo e o consumo de oxigénio no cérebro. Melhora igualmente a função do neurotransmissor acetilcolina através dos receptores colinérgicos muscarínicos (ACh), que estão implicados nos processos de memória.

Foi sugerido que o piracetam tem um efeito nos receptores de glutamato NMDA, que estão envolvidos nos processos de aprendizagem e memória.

BIBLIOGRAFIA

Giurgea C. Farmacologia da atividade integrativa do cérebro. Tentativa de conceito nootrópico em psicofarmacologia (Vers une pharmacologie de l'active integrative du cerveau: Tentative du concept nootrope en psychopharmacologie) A ctual Pharmacol (Paris) 1972; 25: 115-56. PMID 4541214 [Artigo em francês].

Nickolson VJ, Wolthuis, OL. Efeito do piracetam, um fármaco que favorece a aquisição, no metabolismo energético do cérebro do rato. Comparação com o naftidrofuryl e a metanfetamina. Farmacologia bioquímica 1976; 1976; 25 (20): 2241-4. PMID: 985556.

Giurgea, C, Salama M. Nootropic drugs". Prog Neuropsychopharmacol 1977; 1 (3-4): 235-247.

Hakkarainen H, Hakamies L. Piracetam no tratamento da síndrome pós-concussional. Um estudo em dupla ocultação". European neurology 1978;

17(1): 50-5. PMID: 342247.

Giurgea CE, Greindl MG, Preat S. Nootropic drugs and aging". Ata Psychiatr Belg 1983; 83 (4): 349-8. PMID: 6660010.

Chouinard G, Annable L, Ross-Chouinard A, Olivier M, Fontaine F. Piracetam in elderly psychiatric patients with mild diffuse cerebral impairment". Psychopharmacology 1983; 81 (2): 100-6. PMID: 6415738.

Tacconi, MT; Wurtman, RJ. Piracetam: disposição fisiológica e mecanismo de ação. Avanços em neurologia 1986; 43: 675-85. PMID: 3946121.

Grau M, Montero JL, Balasch J. Effect of Piracetam on electrocorticogram and local cerebral glucose utilization in the rat. Farmacologia geral 1987;

18(2): 205-11. PMID: 3569848.

Gouliaev AH, Senning A .Piracetam e outros nootrópicos estruturalmente relacionados. Investigação sobre o cérebro. Brain research reviews 1994; 19 (2): 180-222. PMID: 8061686.

Jordaan B, Oliver DW, Dormehl IC, Hugo N. Efeitos do fluxo sanguíneo cerebral do piracetam, da pentifilina e do ácido nicotínico no modelo do babuíno em comparação com o efeito conhecido da acetazolamida. Arzneimittel-Forschung 1996; 46 (9): 844-7. PMID: 8876930.

Koskiniemi M; Van Vleymen B Hakamies L, Lamusuo S, Taalas J. Piracetam relieves symptoms in progressive myoclonus epilepsy: a multicentre randomised, double blind, crossover study comparing the efficacy and safety of three dosages of oral piracetam with placebo. Journal of neurology, neurosurgery, and psychiatry 1998 64 (3): 344-8. PMID: 9527146.

De Reuck J, Van Vleymen B. A segurança clínica do piracetam em doses elevadas - a sua utilização no tratamento do acidente vascular cerebral agudo. Pharmacopsychiatry 1999; 32 Suppl 1: 33-7. PMID 10338106.

Müller WE, Eckert GP, Eckert A. Piracetam: novidade num modo de ação único. Farmacopsiquiatria 1999; 32 Suppl 1: 2-9. PMID: 10338102.

Fedi M ,Reutens D, Dubeau F , Andermann E, D'agostino D, Andermann F. Long-term efficacy and safety of piracetam in the treatment of progressive myoclonus epilepsy. Arquivos de neurologia 2001; 58 (5): 781-6. PMID: 11346373.

Waegemans T, Wilsher CR, Danniau A, Ferris SH, Kurz A, Winblad B. Eficácia clínica do piracetam no défice cognitivo: uma meta-análise. Demência e perturbações cognitivas geriátricas 2002; 13 (4): 217-24. PMID: 12006732.

Winblad, B (2005). Piracetam: uma revisão das propriedades farmacológicas e utilizações clínicas. CNS Drug Reviews 2005; 11 (2): 169-82. PMID: 16007238.

Winnicka K, Tomasiak M, Bielawska A. Piracetam - um medicamento antigo com novas propriedades? Ata poloniae pharmaceutica 2005; 62 (5): 405-9. PMID: 16459490.

Malykh AG, Sadaie MR. Piracetam and piracetam-like drugs: from basic science to novel clinical applications to CNS disorders". Drugs 2010; 70 (3): 287-312. PMID: 20166767.

CAPÍTULO 7: CEREBROLYSIN

A cerebrolisina é uma mistura de neuropéptidos de baixo peso molecular, incluindo o fator neurotrófico derivado do cérebro, o fator neurotrófico derivado da linha celular glial, o fator de crescimento nervoso e o fator neurotrófico ciliar.

A segurança, a tolerabilidade e a eficácia da terapia neuroreparativa com cerebrolisina foram estabelecidas em ensaios clínicos que incluíram adultos com AVC e doença de Alzheimer. A cerebrolisina está associada a uma janela de tempo terapêutico relativamente alargada.

Foi relatado que a cerebrolisina melhora a função cognitiva de pacientes com traumatismo craniano ligeiro três meses após a lesão, especialmente a memória a longo prazo e as funções de desenho.

A utilização de cerebrolysin em raparigas com síndrome de Rett melhorou o comportamento, o nível de atenção, as funções motoras e a comunicação social não-verbal. Os parâmetros EEG das pacientes também foram normalizados.

Os efeitos neuroreparadores da cerebrolysin foram atribuídos a:

Inibição da apoptose.

Melhoria da plasticidade sináptica e indução da neurogénese.

Aumento da proliferação, diferenciação e migração de células estaminais progenitoras neurais adultas da zona subventricular, contribuindo para a neurogénese.

Indução da proliferação de células estaminais no cérebro.

BIBLIOGRAFIA

Windisch M, Gschanes A, Hutter-Paier B. Actividades neurotróficas e experiência terapêutica com uma preparação de péptidos derivados do cérebro. J. Neural Transm. Suppl 1998; **53**: 289-98. PMID: 9700665.

Gorbachevskaya N, Bashina V, Gratchev V, Iznak A. Cerebrolysin therapy in Rett syndrome: clinical and EEG mapping study. Brain Dev 2001; 23 Suppl 1:S90-S93.

Rockenstein E, Mallory M, Mante M, Alford M, Windisch M, Moessler H, et al. Effects of Cerebrolysin on amyloid-beta deposition in a transgenic model of Alzheimer's disease. J Neural Transm Suppl 2002 ;(62):327-336.

Wetherby AM Allen L, Cleary J, Kublin K, Goldstein H. Validade e fiabilidade do perfil de desenvolvimento das escalas de comunicação e de comportamento simbólico em crianças muito pequenas. J Speech Lang Hear Res 2002; 45:1202-1218.

Rockenstein E, Adame A, Mante M, Moessler H, Windisch M, Masliah E. Os efeitos neuroprotectores da Cerebrolysin num modelo transgénico da doença de Alzheimer estão associados a um melhor desempenho comportamental. J Neural Transm 2003; 110:1313-1327.

Shankaran S, Laptook AR, Ehrenkranz RA, Tyson JE, McDonald SA, Donovan EF, et al. Whole-body hypothermia for neonates with hypoxic- ischemic encephalopathy. N Engl J Med 2005; 353:1574-1584.

Schauer E, Wronski R, Patockova J, Moessler H, Doppler E, Hutter-Paier B, et al. Neuroprotecção da cerebrolysin em modelos de cultura de tecidos de isquemia cerebral: a aplicação pós-lesão indica uma janela terapêutica ampla. J Neural Transm 2006; 113:855-868.

Iznak AF, Iznak EV, Zavadenko NN, Guzilova LS. Índices neurofisiológicos da plasticidade do SNC no decurso do tratamento do traumatismo craniocerebral em adolescentes. Fiziol Cheloveka 2008; 34:23-29.

Zhang C, Chopp M, Cui Y, Wang L, Zhang R, Zhang L, et al. A cerebrolisina aumenta a neurogénese no cérebro isquémico e melhora o resultado funcional após o AVC. J Neurosci Res 2010; 88:3275-3281.Alvarez XA, Cacabelos R, Sampedro C, Aleixandre M, Linares C, Granizo E, et al. Eficácia e segurança da Cerebrolisina na doença de Alzheimer moderada a moderadamente grave: resultados de um ensaio aleatório, duplamente cego e controlado que investiga três dosagens de Cerebrolisina. Eur J Neurol 2011; 18:59-68.

Menon PK, Muresanu DF, Sharma A, Mössler H, Sharma HS. Cerebrolysin, uma mistura de factores neurotróficos induz uma neuroprotecção acentuada na lesão da medula espinal após a intoxicação por nanopartículas de metais. CNS Neurol Disord Drug Targets 2012; 11 (1): 40-9. PMID: 22229324.

Masliah E, Díez-Tejedor E. A farmacologia do tratamento neurotrófico com Cerebrolysin: proteção e reparação do cérebro para contrariar patologias de doenças neurológicas agudas e crónicas. Drugs Today 2012; 48 Suppl A: 324. PMID: 22514792.

Chen CC, Wei ST, Tsaia SC, Chen XX, Cho DY. A cerebrolisina melhora a recuperação cognitiva de pacientes com lesão cerebral traumática leve: estudo duplo-cego, controlado por placebo e randomizado. Br J Neurosurg 2013; 27: 803-807.

CAPÍTULO 8: DECANOATO DE NANDROLONA

Os esteróides anabolizantes foram recentemente utilizados no tratamento de doentes com paralisia cerebral com o objetivo de melhorar o desenvolvimento motor (Al Mosawi, 2017).

O principal risco de sobredosagem é o encerramento epifisário prematuro. Contudo, este pode ser evitado através de uma utilização intermitente cuidadosa e da monitorização da maturação esquelética.

A virilização também é um problema. No entanto, o metandienon e as nandrolonas são menos virilizantes do que outros esteróides anabolizantes e têm sido utilizados em mulheres.

Contrariamente aos derivados da 17-α testosterona, os ésteres de nandrolona não causam retenção de sulfobromoftalina de sódio; por conseguinte, as complicações hepáticas são pouco frequentes com a sua utilização em doses normais durante períodos curtos. As doses médias recomendadas de nandrolona em lactentes são de 12,5 mg por via intramuscular e em crianças de 25 mg a cada 2 a 4 semanas.

As nandrolonas são esteróides anabolizantes injectáveis que têm sido utilizados clinicamente sob a forma de ésteres, como o decanoato de nandrolona (Deca-Durabolin, (figura 8.1) e o fenilpropionato de nandrolona (Durabolin).

As nandrolonas não são activas por via oral e têm de ser administradas por via intramuscular. Uma nandrolona injetável forma um depósito de libertação lenta com uma longa duração de ação. Os ésteres de nandrolona são considerados pró-fármacos e são rapidamente hidrolisados em nandrolona na circulação.

As nandrolonas foram experimentadas clinicamente em condições associadas a catabolismo excessivo, como queimaduras graves, cancro, caquexia associada à SIDA e doença pulmonar obstrutiva crónica. Foi experimentada uma formulação oftalmológica para apoiar a cicatrização da córnea.

Foi relatado que a utilização de nandrolonas está associada a efeitos positivos benéficos, como o crescimento muscular, a estimulação do apetite, o aumento da produção de glóbulos vermelhos e o aumento da densidade óssea.

Os relatórios clínicos sugerem que as nandrolonas podem ser eficazes no tratamento da anemia, da osteoporose e também podem ser úteis no tratamento de algumas formas de doenças malignas, como o cancro da mama. As nandrolonas também podem atuar como um contracetivo à base de progestina.

Foi relatado que o uso de nandrolonas aumenta a absorção de cálcio e diminui a perda óssea em casos de osteoporose.

Ao contrário da testosterona e de alguns derivados da 17-α testosterona, as nandrolonas têm menos efeitos deletérios androgénicos porque são metabolizadas pela 5a-redutase no androgénio muito mais fraco 5 α-dihidronandrolona (DHN), que tem menos afinidade para os receptores androgénicos.

A ausência de alquilação no 17α-carbono reduz drasticamente o potencial hepatotóxico das nandrolonas. Além disso, os efeitos estrogénicos resultantes da reação com a aromatase também são menores devido à menor interação enzimática.

A nandrolona tem uma vantagem importante em relação a muitos esteróides anabolizantes, que é uma relação muito elevada entre a atividade anabólica e a atividade androgénica. No entanto, em doses elevadas, as nandrolonas podem produzir sintomas de virilização, como hirsutismo e agravamento da voz em mulheres e crianças com uma utilização prolongada.

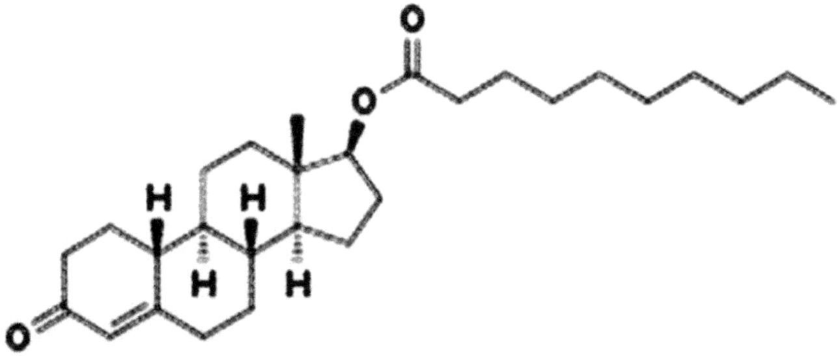

Figura 8.1: O decanoato de nandrolona (Deca-Durabolin) é também conhecido como 17β-decanoato de 19-nortestosterona ou 17β-[(1-oxodecil) oxi] estr-4-en-3-um, é um esteroide anabolizante e um éster de nandrolona. A sua fórmula é C28H44O3. Foi introduzido em 1962. É um dos ésteres de nandrolona mais utilizados e é comercializado em muitos países do mundo, nomeadamente nos Estados Unidos, no Canadá e no Reino Unido.

BIBLIOGRAFIA

Al-Mosawi AJ. Experiência com raquitismo refratário resistente à vitamina D e agente anabólico derivado de alquil testosterona não-17a. Therapy (London) 2005; 2 (1): 91-94.

Al-Mosawi AJ. Efeito dramático de um agente anabólico derivado da alquil testosterona não-17 a no crescimento de uma criança com acondroplasia a curto prazo. Therapy (Londres) 2006:3(5): 605-607.

Laurence DR, Berrnet PN. Hipófise e hormonas sexuais contraceção, cravagem. Prostaglandina. In: Clinical Pharmacology 5th ed., Laurence DR, Bennett PN (Eds), 759-792 (1987).

Laurence DR, Bennett PN. General Pharmacology In: Clinical Pharmacology 5th ed., Laurence DR, Bennett H PN (Eds), 104-169 (1980).

Orr R, Fiatarone Singh M. The anabolic androgenic steroid oxandrolone in the treatment of wasting and catabolic disorders: review of efficacy and safety. Drugs. 2004; 64(7):725-50.

Silver HK, Peterson RG, Rumack BH. Terapia medicamentosa. In: Current Pediatric Diagnosis & Treatment 9th ed. Kempe CH, Silver HK, O Brien D, Fulginiti VA (Eds) Appleton & Lang, CT, USA. Kempe CH, Silver HK, O'Brien D, Fulginiti VA (Eds) Appleton & Lang, CT, USA, 1093-1105 (1980).

Bardelli M, Simonetti E. Distrofia muscular progressiva experimental e seu tratamento com doses elevadas de agentes anabolizantes. Ital J Orthop Traumatol 1978; 4(1):115-27.

Bergink EW, Janssen PS, Turpijn EW, van der Vies J. Comparação das propriedades de ligação aos receptores da nandrolona e da testosterona em condições in vitro e in vivo". J. Steroid Biochem 1985; 22 (6): 831-6. PMID: 4021486.

Kicman AT. Farmacologia dos esteróides anabolizantes. Br J Pharmacol 2008; 154 (3): 502-21. PMID 18500378.

Pan MM, Kovac JR. "Para além do cipionato de testosterona: evidências por trás do uso de nandrolona na saúde e bem-estar masculinos" Andrologia e urologia translacional 2016; 5 (2): 213-9 . PMID: 27141449.

Wijnand HP, Bosch AM, Donker CW. Parâmetros farmacocinéticos da nandrolona (19-nortestosterona) após administração intramuscular de decanoato de nandrolona (Deca-Durabolin) a voluntários saudáveis. Ata Endocrinol Suppl (Copenhaga) 1985; 271: 19-30. PMID 3865478.

Al Mosawi AJ. Uma nova abordagem terapêutica para o tratamento da paralisia cerebral. LAP LAMBERT Academic Publishing GmbH& Co. KG, Saarbrücken, Alemanha (2017).

CAPÍTULO 9: TERPENOS DOS ÓLEOS ESSENCIAIS

As preparações de óleo essencial de tipo terpénico, constituídas por seis terpenos naturais: pineno (31%), canfeno (15%), borneol (10%), anetol (4%), fenchona (4%) e cineol (3%) dissolvidos em azeite, foram relatadas como tendo um efeito útil no tratamento da urolitíase.

Urinex (Pharco Co.) e Rowatinex (Rowa Pharmaceuticals Ltd.) são as duas preparações de óleo essencial disponíveis em muitas zonas do mundo e têm a mesma composição.

Al Mosawi AJ (2005) estudou os efeitos das preparações de óleos essenciais de tipo terpénico durante o período de janeiro de 2001 a novembro de 2004.

Seis pacientes (5 homens e 1 mulher) com cálculos renais ou ureterais comprovados por ultra-sons foram incluídos num estudo clínico que investigou a possibilidade de utilizar cápsulas de óleo essencial de terpeno no tratamento da urolitíase infantil. Nenhum dos pacientes tinha indicação imediata para cirurgia, como dor intratável, obstrução grave ou infeção urinária persistente.

Cinco doentes apresentavam hipercalciúria (a hipcalciúria foi definida como uma excreção urinária de cálcio superior a 4 mg/kg/dia), dois deles apresentavam hiperoxalúria (a hiperoxalúria foi definida como uma excreção urinária de oxalato superior a 3 mg/kg/dia e 50 mg/1,73/m2/dia) e um doente apresentava ATR distal.

O diagnóstico de ATR distal baseou-se na associação clínica de nefrocalcinose, acidose e hipocalemia. Os restantes quatro doentes foram submetidos a exames de urina de 24 horas para determinação da excreção de cálcio, ácido úrico e oxalato, cianeto de niroprussiato e teste monospot para deteção de cistinúria e cálcio sérico. As idades dos doentes variavam entre os 10 meses e os 5 anos.

Todos os doentes receberam tratamentos tradicionais para as anomalias metabólicas subjacentes.

Os pacientes foram incluídos num estudo que visava proporcionar às crianças com urolitíase sonograficamente comprovada um estado livre de cálculos através da adição de cápsulas de óleo essencial do tipo terpénico às terapias preventivas tradicionais.

Os doentes receberam estas terapias durante um período que variou entre 10 dias e 12 semanas. Todos os pacientes atingiram um estado livre de cálculos sem a ocorrência de quaisquer efeitos adversos.

Neste estudo, foi possível alcançar um estado livre de cálculos para 14 cálculos que ocorreram em seis crianças com uma anomalia metabólica subjacente, através da utilização de uma nova estratégia terapêutica que combina a terapia preventiva tradicional e óleos essenciais do tipo terpénico, sem a ocorrência de qualquer efeito adverso.

O tamanho dos cálculos variava entre 3 e 11 mm. A passagem espontânea de cálculos urinários de até 6 mm de diâmetro pode ser esperada em 8-50% das crianças. No entanto, o tamanho de seis dos cálculos era de 8 mm ou mais de diâmetro neste estudo (Al Mosawi, A.J. 2005).

Também foi relatado um efeito benéfico dos terpenos do óleo essencial na nefrolitíase bilateral progressiva associada a hipercalciúria e hiperuricosúria combinadas com a obtenção de um estado sem pedras (Al Mosawi, A.J. 2006).

A urolitíase associada a hipercalciúria idiopática e hiperuricosúria idiopática foi registada apenas em crianças mais velhas e em doentes adultos.

Al Mosawi relatou a associação de hipercalciúria idiopática mais hiperuricosúria idiopática e doença renal bilateral progressiva dos cálculos renais infantis num menino de 8,5 meses de idade. Hr relatou uma abordagem terapêutica para esta associação, combinando tratamentos tradicionais de hiperuricosúria e hipercalciúria com uma preparação de óleo essencial de terpeno no tratamento da urolitíase infantil e infantojuvenil.

O alívio sintomático precoce foi alcançado durante a primeira semana de terapia. Após 3 meses de tratamento, foi atingido um estado livre de cálculos sem a ocorrência de quaisquer efeitos secundários.

Neste relatório de Al Mosawi AJ, foi alcançado um estado livre de cálculos numa doença com múltiplos cálculos bilaterais, incluindo um grande cálculo de 10 mm de diâmetro, associado a uma anomalia metabólica subjacente complexa. A passagem espontânea de cálculos urinários pode ser esperada em 8-80% das crianças. No entanto, o desaparecimento espontâneo de múltiplos cálculos bilaterais associados a uma anomalia metabólica complexa subjacente foi raramente relatado na literatura.

BIBLIOGRAFIA

Al Mosawi, A.J.A possible role of essential oil terpenes in the management of childhood Urolithiasis. Terapia 2005; 2(2):243-247.

Al Mosawi, A.J. 2006.Idiopathic hyperuricosuria, hypercalciuria and infantile renal stone disease: new association and therapeutic approach, Therapy 2006; 3:755-757.

Al Mosawi, A.J. 2010. Terpenos de óleo essencial: Papel Adjuvante na Gestão da Urolitíase Infantil, J Med Food 2010; 13 (2):1-4.

CAPÍTULO 10: UMA NOVA ABORDAGEM TERAPÊUTICA PARA O TRATAMENTO DA ATROFIA CEREBRAL

Os danos cerebrais induzidos por asfixia de nascença com atrofia cerebral são uma condição ameaçadora. A consequência esperada é uma forma grave de paralisia cerebral com uma deficiência grave. Esta doença é irreversível e não se conhece nenhum tratamento médico que seja útil ou eficaz.

Foi observado um menino com cerca de um ano e nove meses de idade que sofreu danos cerebrais induzidos por asfixia de nascimento com atrofia cerebral e estava quase sem vida. Não abria os olhos nem mostrava qualquer movimento espontâneo. Não respondia a estímulos moderadamente dolorosos, apenas se alimentava com dificuldade, respirava e tinha batimentos cardíacos. O rapaz estava marcadamente hipotónico, mas com reflexos do joelho bastante rápidos.

A família consultou muitos médicos, que lhe disseram que a melhor opção para ele era deixá-lo sem tratamento e morrer mais cedo. No entanto, a família trouxe-o para a nossa clínica pedindo alguma esperança e recusou a opinião de outros médicos, recusando-se a dar.

O objetivo deste livro é descrever uma nova abordagem terapêutica para o tratamento desta condição ameaçadora que literalmente trouxe a criança de volta à vida.

Um doente do sexo masculino com evidência clínica de asfixia de nascimento, lesões cerebrais extensas e nefrocalcinose desde o nascimento, foi visto pela primeira vez com um ano e nove meses de idade em setembro de 2012. Já recebeu o diagnóstico de atrofia cerebral com base na RM (Figura 4.1A, B, C, D e E), para além do seu estado clínico.

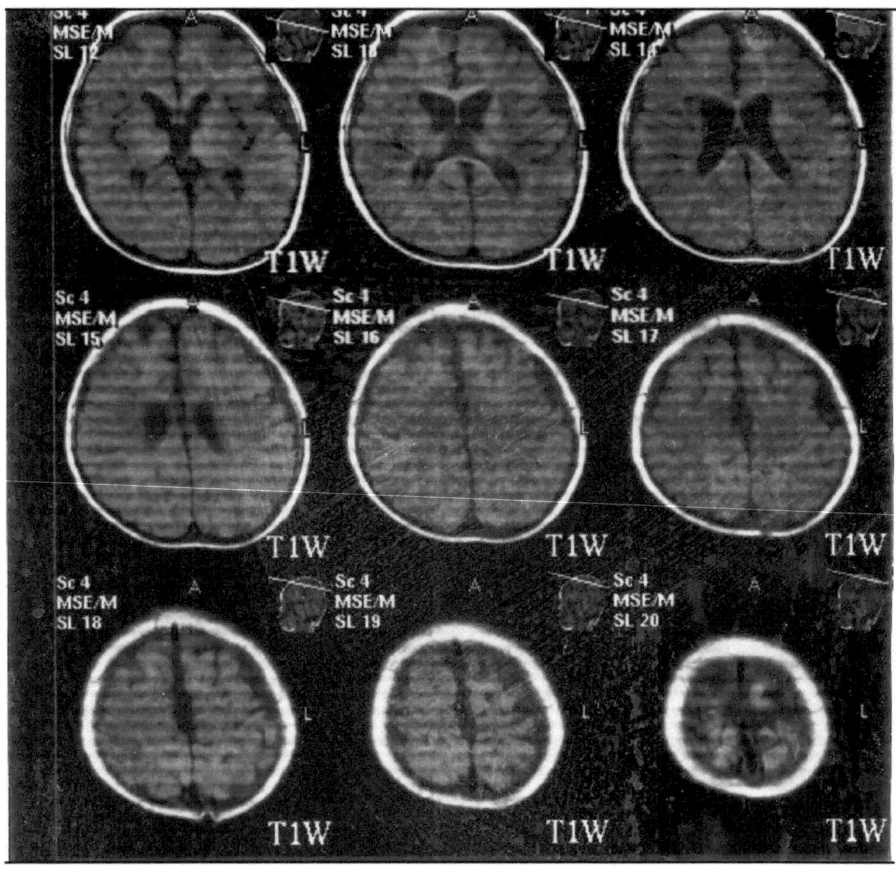

Figura-4.1A: Ressonância magnética cerebral do doente realizada em fevereiro de 2012

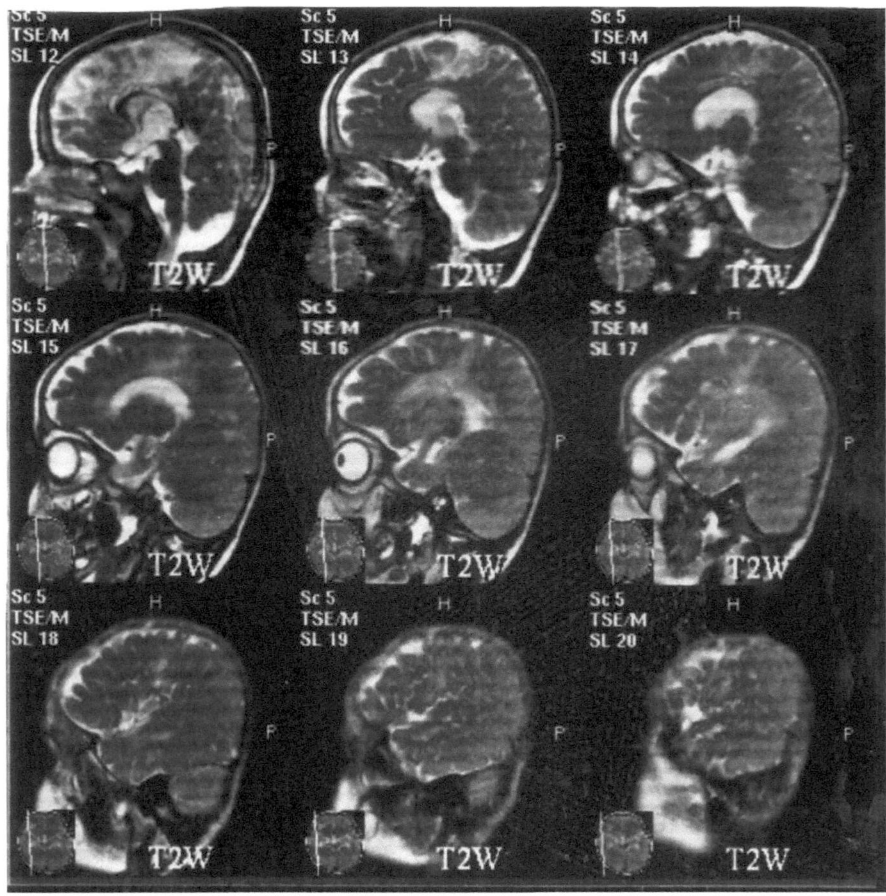

Figura-4.1B: Ressonância magnética cerebral do doente efectuada em fevereiro de 2012

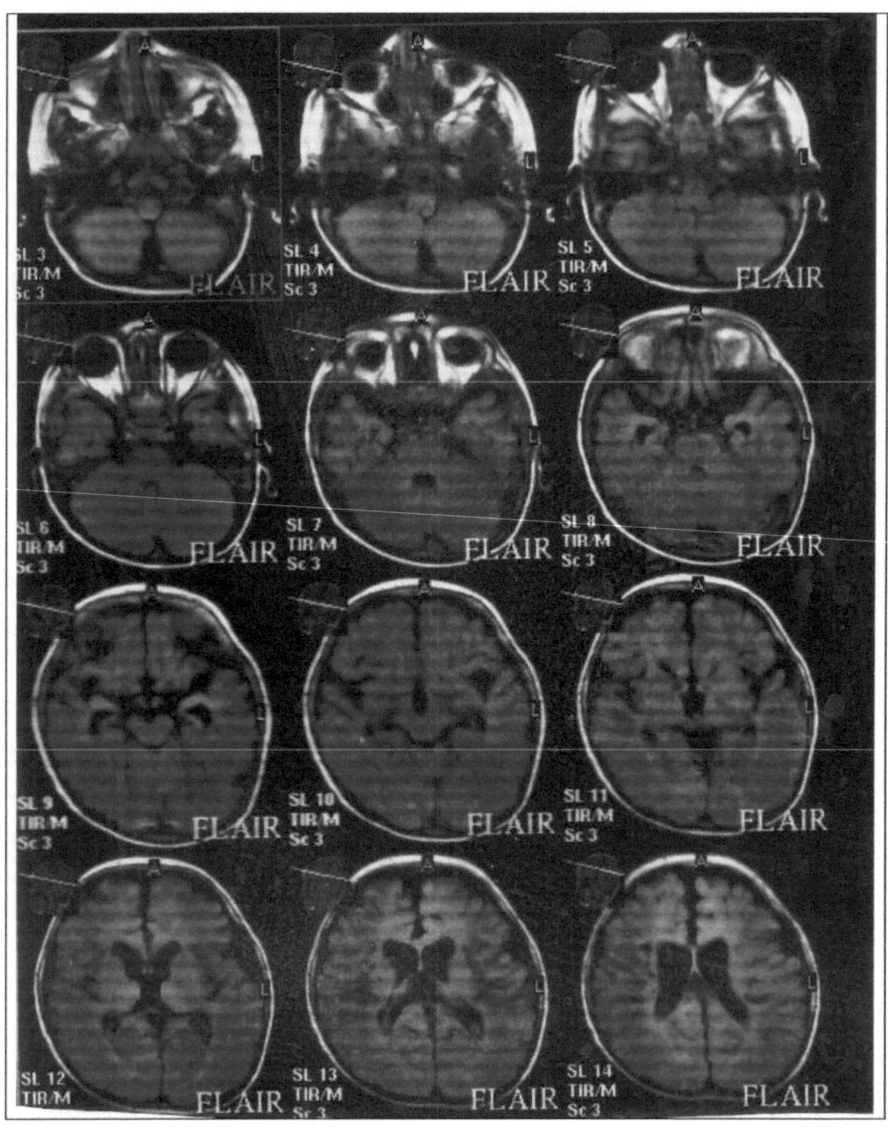

Figura-4.1C: Ressonância magnética do cérebro do doente efectuada em fevereiro de 2012

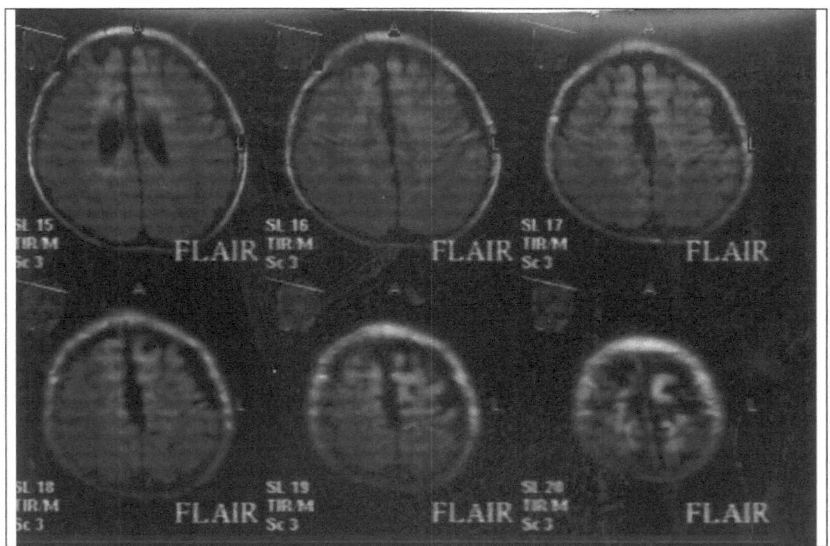

Figura-4.1D: Ressonância magnética do cérebro do doente efectuada em fevereiro de 2012

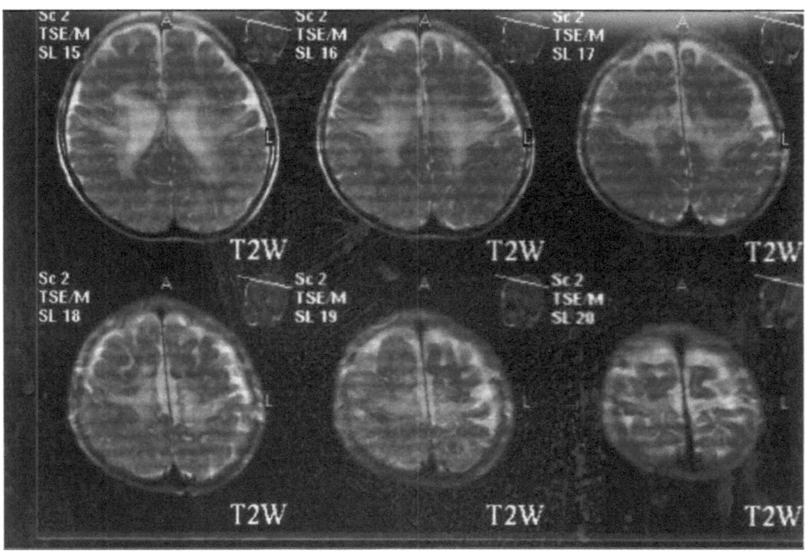

Figura-4.1E: Ressonância magnética do cérebro do doente efectuada em fevereiro de 2012

O rapaz tinha três irmãos saudáveis: dois rapazes e uma rapariga. Os rapazes tinham 14 e 10 anos de idade, enquanto a rapariga tinha 12 anos. Não havia antecedentes familiares de qualquer doença neurológica. A mãe tinha cálculos renais recorrentes desde os 21 anos de idade e os seus dois irmãos tinham ambos antecedentes de cálculos renais, tendo um deles tido cálculos renais muito grandes que acabaram por ser submetidos a nefrectomia. O pai referiu ter tido cristalúria, mas sem desenvolver cálculos renais.

O menino nasceu de parto vaginal normal de pais consanguíneos. A mãe relatou que, após o nascimento, o menino não chorou nem respirou durante vários minutos, possivelmente mais de dez minutos. Segundo a mãe, a criança estava profundamente cianótica e os médicos reanimaram-no, mas não o entubaram como esperavam. Os pormenores exactos da reanimação recebida pela criança permanecem desconhecidos. No entanto, a reanimação que o doente recebeu nunca pode ser descrita como uma reanimação intensiva sem a realização de intubação com tubo endotraqueal para facilitar uma ventilação eficaz.

De acordo com o sistema de pontuação de Virginia Apgar da gravidade da asfixia ao nascer (Apgar, 1953), espera-se que a criança tenha uma pontuação de dois ou menos na presença de apneia e cianose profunda ao nascer. Lembrando que mesmo um escore de Apgar de três está associado a asfixia grave, sem reanimação intensiva (Hillary Scott, 1974, 1976).

O menino foi inicialmente hospitalizado na cidade médica de Bagdade no dia 2 de janeiro de 2012, durante o primeiro dia de vida, devido ao desenvolvimento de convulsões que se desenvolveram na sequência de asfixia de nascimento.

O rapaz foi encaminhado para outro hospital (Central Teaching Hospital of Pediatrics, Bagdade) no dia 23rd de janeiro devido ao desenvolvimento de uremia. As análises laboratoriais revelaram um nível elevado de ureia no sangue de 197 mg/dL, a creatinina sérica era de 425 mmol/L (62-124 mmol/L) e o potássio sérico era de 7,4 mmol/L (normal: 3,5-5,3 mmol/L).

O rapaz foi tratado com diálise peritoneal que reduziu a ureia no sangue para 7,2 mmol e o potássio sérico para 3,9 mmol/L. O sódio sérico após a diálise era de 126 mmol/L (136-155mmol/L).

Durante os meses seguintes (fevereiro a maio), o nível de ureia era flutuante e variava entre 6,4 mmol/L e 11 mmol/L. No entanto, a creatinina sérica foi inferior a 1 mg em mais do que uma ocasião. Durante estes meses, a concentração de sódio no soro variou entre 133 e 140 mmol/L e o potássio no soro variou entre 3,7 e 6,3 mmol/L.

O exame de ultrassom realizado no segundo dia de vida e aos dezoito dias de idade (19th de janeiro de 2012) no Hospital Central de Ensino de Pediatria, Bagdade, mostrou nefrocalcinose bilateral de grau 4.

O rim direito era normal em tamanho e posição, com um comprimento de 4,7 cm. O sistema pélvico-calicial direito também era normal. No entanto, havia uma densa sombra calcificada que ocupava toda a pirâmide com fraca diferenciação C/M.

O rim esquerdo era normal em tamanho e posição, com um comprimento de 4,5 cm. O sistema pélvico-calicial esquerdo estava ligeiramente aumentado e cheio de detritos. Havia também uma densa sombra calcificada ocupando toda a pirâmide com fraca diferenciação C/M.

O exame de ultrassom também mostrou uma glândula suprarrenal aumentada (2,2 cm) com alterações císticas, sugerindo hemorragia suprarrenal, que é uma complicação bem reconhecida da asfixia ao nascer (KuQukoduk, 1994).

Os outros órgãos abdominais, incluindo o pâncreas, o fígado e o baço, eram normais, sem linfadenopatia mesentérica ou ascite. A bexiga urinária estava distendida com uma espessura de parede normal.

A avaliação da excreção urinária de cálcio nas 24 horas foi efectuada no dia 24th de janeiro de 2012; o volume de urina foi de 160 ml por 24 horas e o cálcio urinário foi de 40,9 mmol/24 horas (Normal: 25-75).

O exame de urina realizado em 9th de fevereiro de 2012 revelou resultados normais. Durante o ano de 2012, o exame de urina foi realizado várias vezes, a urina era ácida e mostrou piúria (células de pus 10-15/HPF) e vestígios de albuminúria no dia 5 de abril. O exame de urina para glóbulos vermelhos mostrou 4-6 RBCs/HPF. O exame de urina mostrou menos piúria (células de pus 10-15/HPF) sem hematúria microscópica (RBC 2-4/HPF) ou albuminúria, no dia 5 de abril.

Durante o ano de 2012, a excreção urinária de albumina variou entre zero e vestígios de albuminúria e, ocasionalmente, uma ou duas albuminúrias positivas. Em abril, foi detectada uma vez uma hematúria microscópica ligeira de 6 hemácias / HPF.

A excreção de gesso granular de 6-8/ HPF foi detectada duas vezes durante o mesmo ano.

Um segundo exame de ultrassom foi realizado por outro radiologista no dia 5 de abril de 2012 e mostrou nefrocalcinose bilateral de grau 2. Ambos os rins eram normais em termos de localização, tamanho e ecogenicidade, com boa diferenciação C/M. No entanto, a calcificação em placas ocupava a totalidade das pirâmides de ambos os rins. Os outros órgãos abdominais, incluindo o pâncreas, o fígado e o baço, eram normais, sem linfadenopatia mesentérica ou ascite.

Quando o menino foi visto pela primeira vez em setembro de 2013 (com um ano e nove meses de idade), estava a ter convulsões tónico-clónicas generalizadas frequentes, apesar do tratamento com valproato de sódio (140 mg duas vezes por dia).

Não abria os olhos nem mostrava qualquer movimento espontâneo. Não respondia a estímulos dolorosos moderados.

Alimentava-se apenas com dificuldade, respirava e tinha batimentos cardíacos. O rapaz estava marcadamente hipotónico, mas com reflexos do joelho bastante rápidos.

A família consultou muitos médicos, que lhe disseram que a melhor opção para ele era deixá-lo sem tratamento e morrer mais cedo. No entanto, a família trouxe-o para a nossa clínica pedindo alguma esperança e recusou a opinião de outros médicos.

As convulsões foram inicialmente controladas mudando o valproato de sódio para carbamazepina (50 mg por dia) e fenobarbital (15 mg por dia). A carbamazepina foi aumentada para 100 mg duas vezes por dia durante algumas semanas para abortar completamente as contracções tónico-clónicas ligeiras e curtas.

Foi realizado um exame de ultra-sons em setembro de 2013, que mostrou nefrocalcinose bilateral difusa. Os exames de urina de 24 horas para deteção de oxalato revelaram hiperoxalúria.

A preparação de terpenos em cápsulas orais oleosas foi utilizada de acordo com as provas fornecidas por Al Mosawi 2005, 2006, 2010. As cápsulas oleosas foram divididas e administradas com açúcar de mesa três vezes por dia antes das refeições. Para a hiperoxalúria, o rapaz também recebeu piridoxina 100 mg por dia, por via oral. O tratamento resultou no desaparecimento completo da nefrocalcinose no espaço de três meses e não regressou com a continuação da terapêutica.

A atrofia cerebral e a condição neurológica do rapaz foram tratadas com uma nova abordagem terapêutica que levou, em cerca de três anos, a uma grande melhoria em todos os parâmetros.

A nova abordagem terapêutica foi iniciada de forma intensiva com a utilização de piracetam e de citecolina intramusculares e de piritinol oral. Inicialmente, o doente recebeu 10 doses de piracetam e de citicolina intramusculares, administradas em dias alternados. A dose de piracetam era de 100 mg e a dose de citicolina de 50 mg. A dose de piritinol oral era de 40 mg.

Depois disso, recebeu mais 10 doses de piracetam e de citicolina por via intra-muscular, administradas de cinco em cinco dias. A dose de piracetam era de 100 mg e a dose de citicolina foi aumentada para 100 mg. O piritinol oral foi mantido.

A resposta precoce ao tratamento incluiu:

Melhoria da sucção e da alimentação.

Abrir os olhos.

Mostrar alguma reação a estímulos dolorosos.

No entanto, com a melhoria, a espasticidade e a hipertonia substituíram a hipotonia. O baclofeno foi necessário para controlar a hipertonia e foi gradualmente aumentado de

10 mg diários para 30 mg diários em doses divididas.

Em seguida, foi-lhe administrado piracetam e citicolina intra-muscular nas mesmas doses, de sete em sete dias, com piritinol oral e vitamina B12 intramuscular na dose de 500 microgramas, administrada todas as semanas.

Após cerca de três meses, por volta dos dois anos de idade, foi administrado 1 ml de cerebrolysin com um intervalo semanal por injeção intramuscular. Seis injecções intramusculares de decanoato de nandrolona (12,5 mg) foram administradas com um mês de intervalo.

A resposta observável ao decanoato de nandrolona incluiu:

Melhor controlo da cabeça

Aumento dos movimentos dos membros.

Antes da idade de quatro anos e algumas semanas, demonstrou as seguintes capacidades:

Fazia alguns movimentos espontâneos activos.

Pode sentar-se na cadeira com a ajuda dos pais e pode mover a cabeça para olhar para coisas que lhe interessam (Figura 4.2 A, B, C, D).

Ele estava a responder aos sons movendo os olhos para o som.

Ele estava a distinguir os membros da família das outras pessoas

Distinguia as crianças dos adultos e exprimia a sua felicidade quando estas vinham brincar com ele.

Mostrava sinais de felicidade e sorrisos quando era acariciado pelos pais (Figura 4.3 A, B, C).

Ele mostrava sinais de medo quando ouvia ruídos altos, mesmo na rua, fora de casa.

Por vezes, mostrava uma clara preferência por ver televisão quando eram exibidos desenhos animados e nunca prestava atenção a outros programas de televisão.

Estava a emitir guinchos para exprimir felicidade (Figura 4.4 A, B, C).

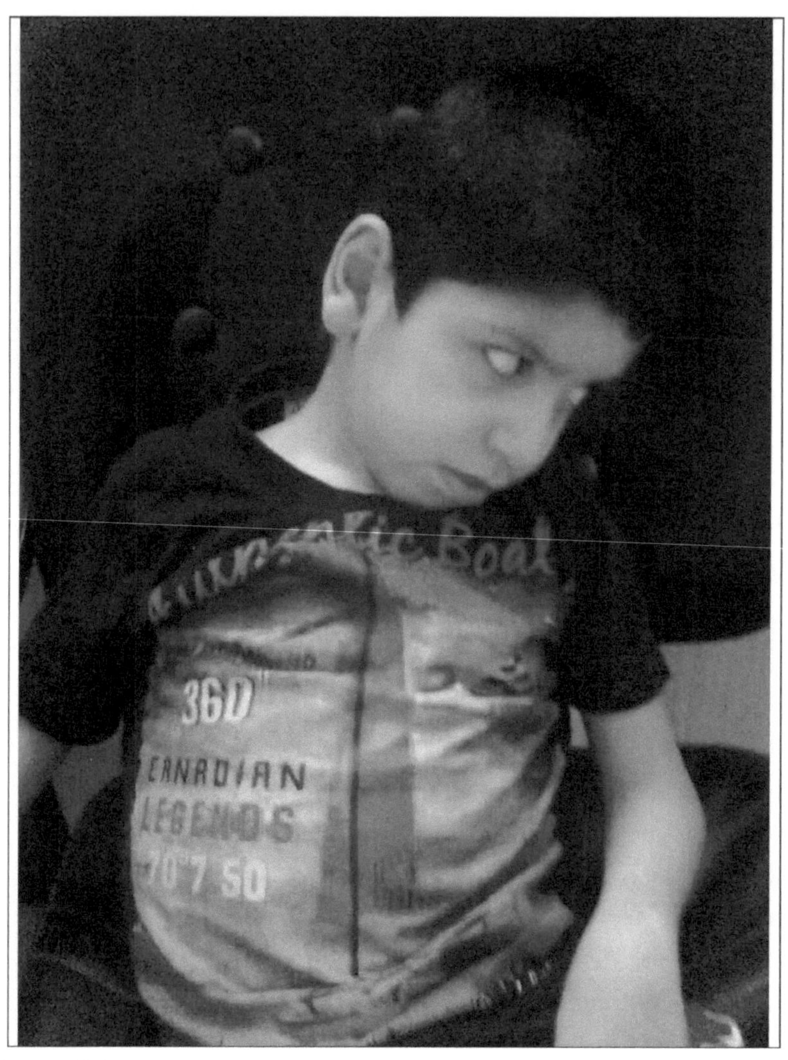

Figura 4.2A: Os doentes, algumas semanas antes dos quatro anos de idade

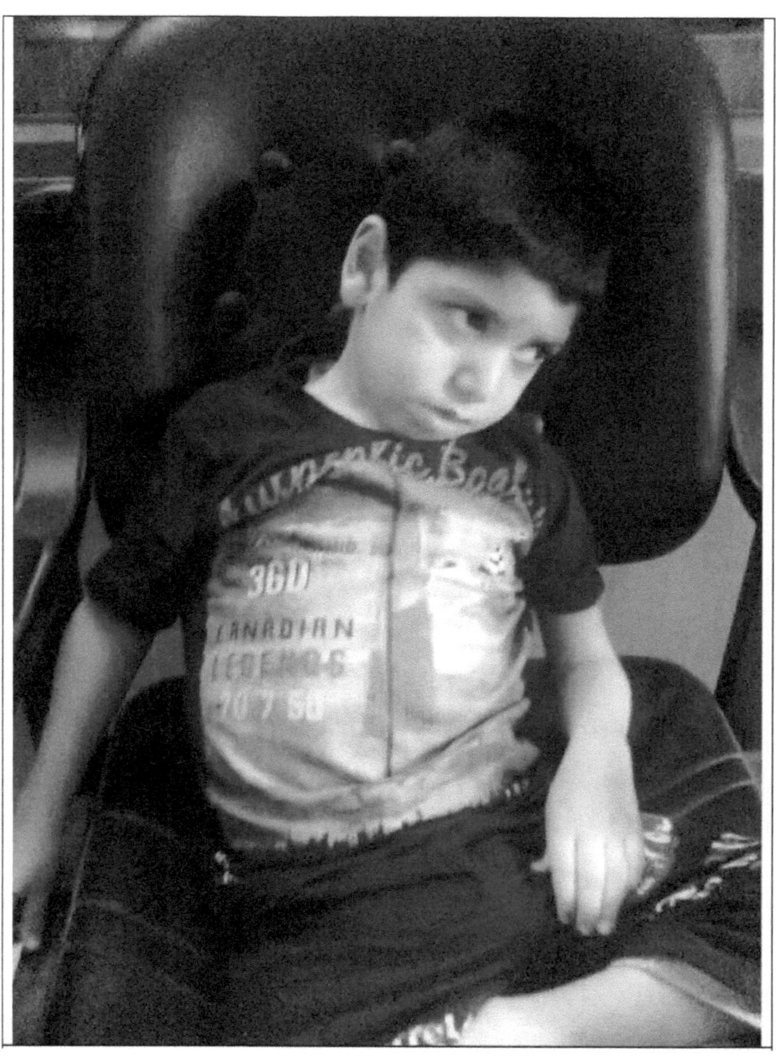

Figura 4.2B: Os doentes, algumas semanas antes dos quatro anos de idade

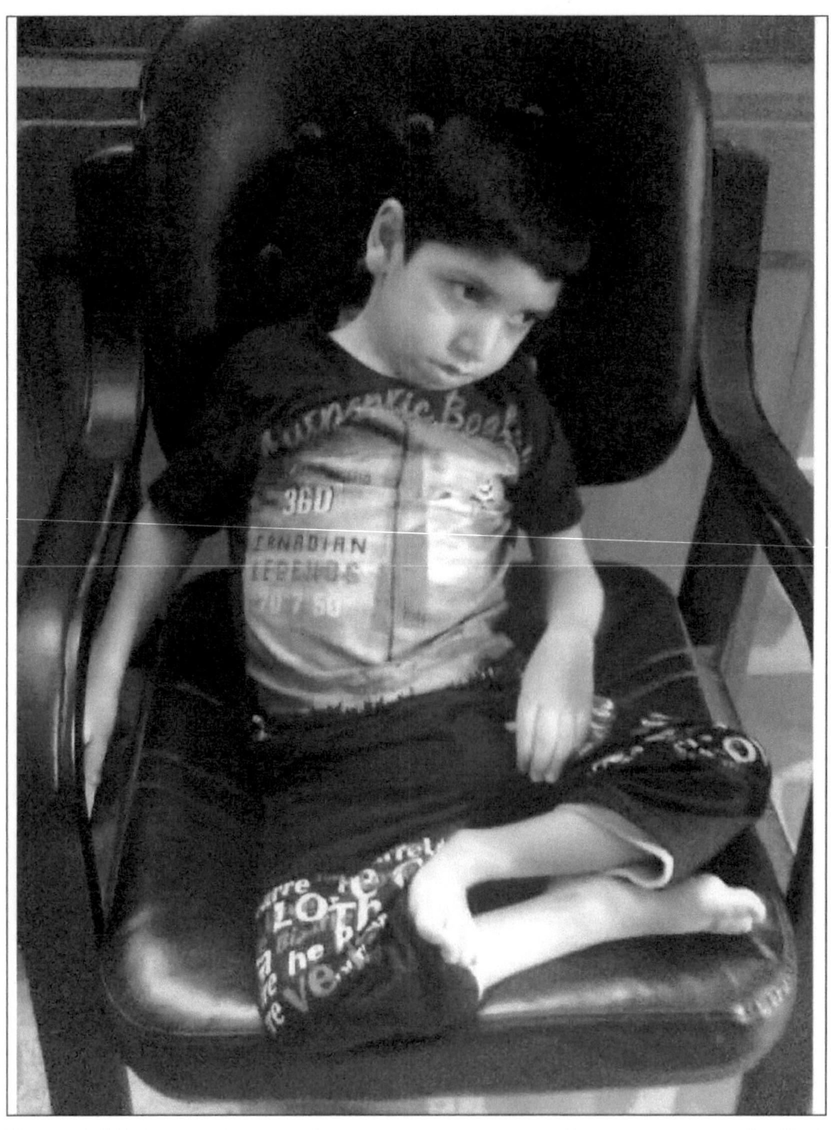

Figura 4.2C: Os pacientes, algumas semanas antes dos quatro anos de idade

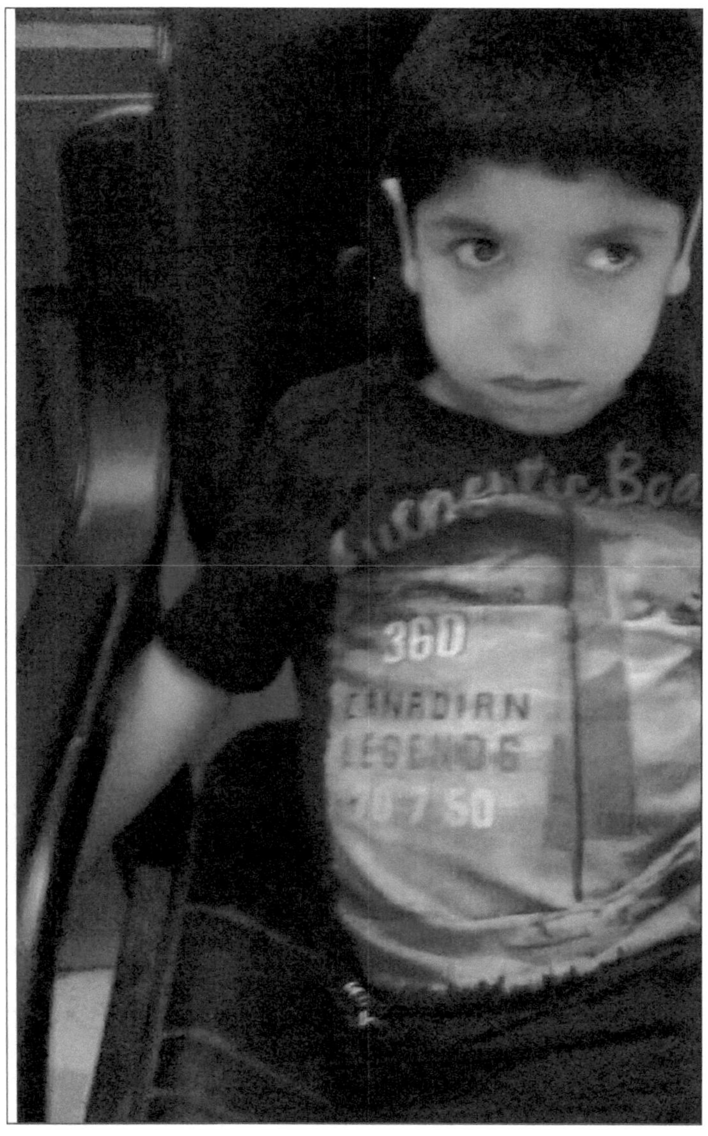

Figura 4.2D: Os doentes, algumas semanas antes dos quatro anos de idade

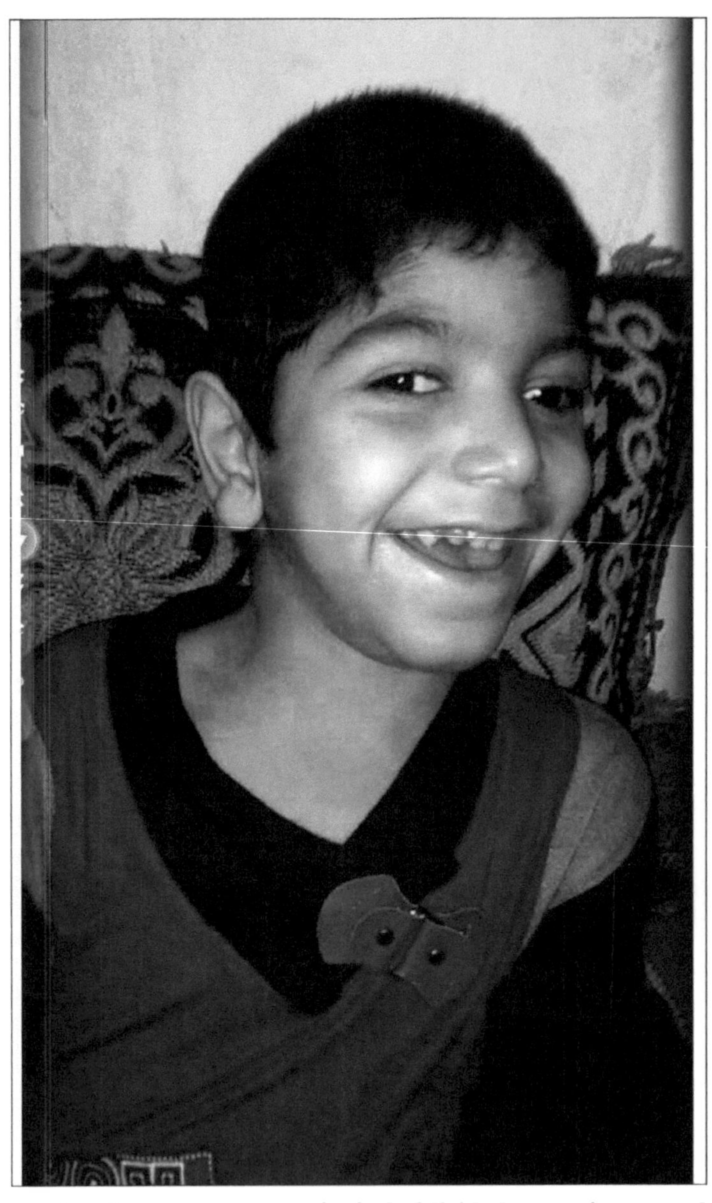

Figura 4.3A: O rapaz mostrava sinais de felicidade e sorrisos quando era acariciado pelos pais

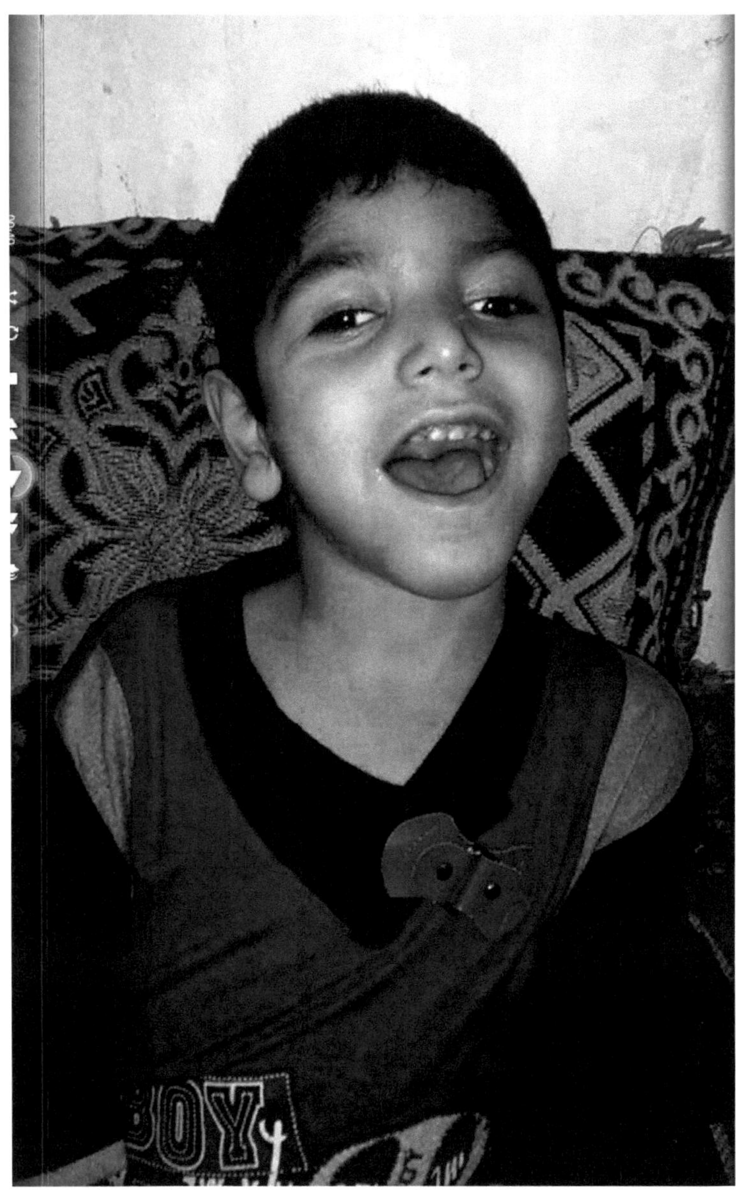

Figura 4.3B: O rapaz mostrava sinais de felicidade e sorrisos quando era acariciado pelos pais

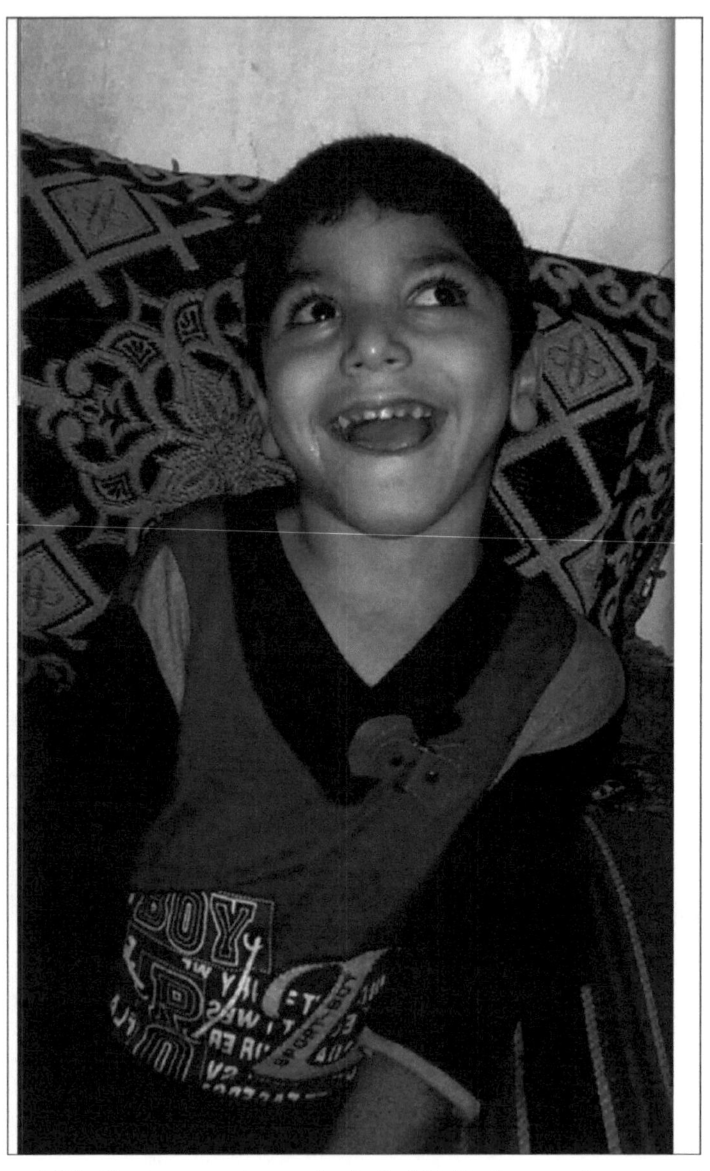

Figura 4.3C: O rapaz mostrava sinais de felicidade e sorrisos quando era acariciado pelos pais

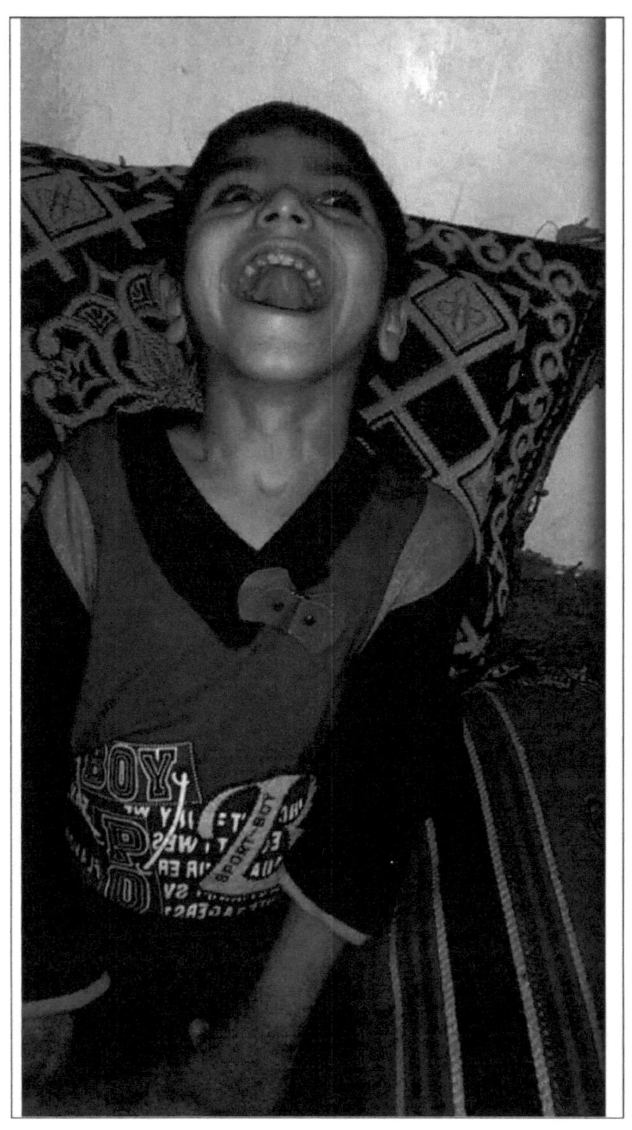

Figura 4.4A: O rapaz estava a emitir guinchos para exprimir felicidade

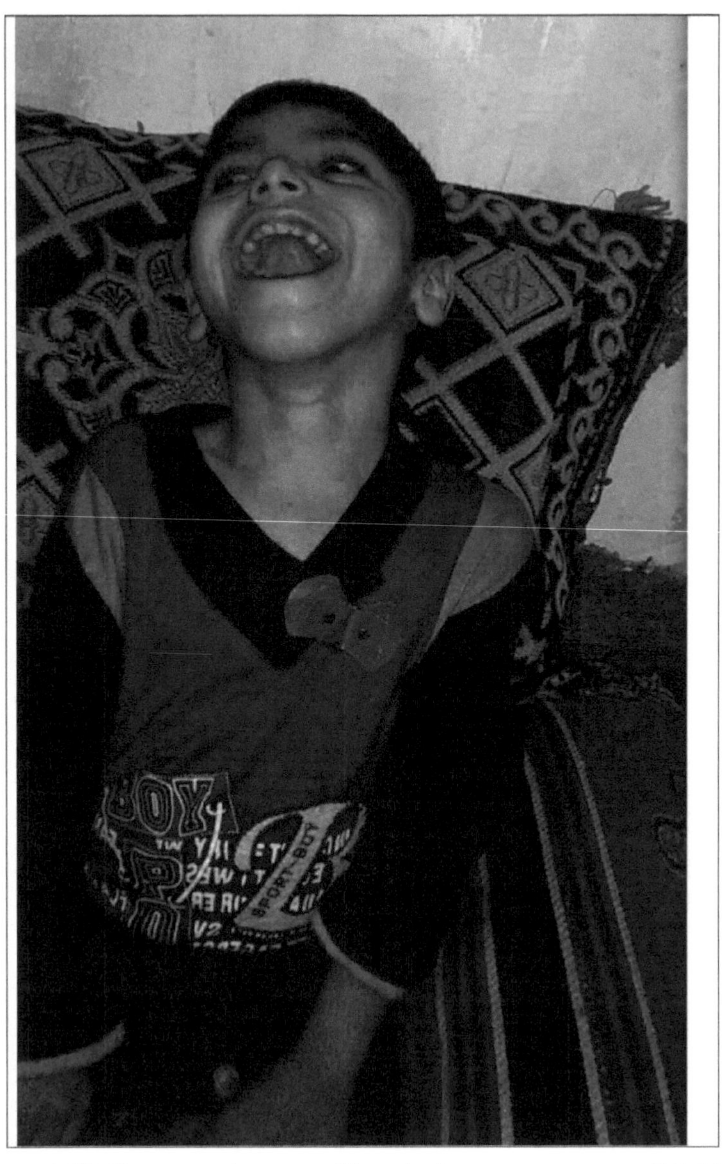

Figura 4.4B: O rapaz estava a emitir guinchos para expressar felicidade

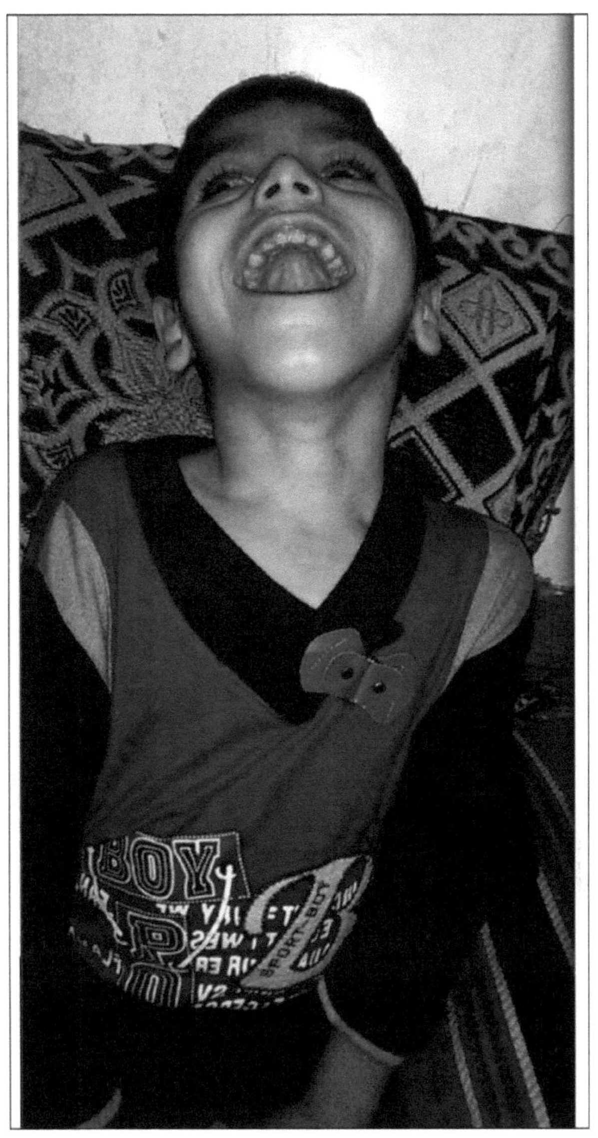

Figura 4.4C: O rapaz estava a emitir guinchos para exprimir felicidade

BIBLIOGRAFIA

Gérard P, Verheggen P, Bachy A, Langhendries JP. Valor da tomografia axial computorizada do cérebro em crianças nascidas com asfixia. Arch Fr Pediatr 1981 Oct; 38(8):591-6. PMID: 7316671. [Artigo em francês].

Anand NK, Gupta AK, Lamba IM. Anomalias neurossonográficas em recém-nascidos com encefalopatia isquémica hipóxica. Indian Pediatr 1994 Jul; 31(7):767-74. PMID: 7890338.

Scott H. Outcome of very severe birth asphyxia (resultado de asfixia de parto muito grave). Arch Dis Child 1976 Sep; 51(9):712-6. PMID: 1033733.

Küçükodük S, Islek I, Akan H, Aydin M, Dilber C, Gürses N. Adrenal hemorrhage in asphyxiated neonates and the importance of ultrasonography. Indian J Pediatr 1994 Jul-Aug; 61(4):432-40. PMID: 8002077.

Al Mosawi, A.J.A possible role of essential oil terpenes in the management of childhood Urolithiasis. Terapia 2005; 2(2):243-247.

Al Mosawi, A.J. 2006.Idiopathic hyperuricosuria, hypercalciuria and infantile renal stone disease: new association and therapeutic approach, Therapy 2006; 3:755-757.

Al Mosawi, A.J. 2010. Terpenos de óleo essencial: Papel Adjuvante na Gestão da Urolitíase Infantil, J Med Food 2010; 13 (2):1-4.

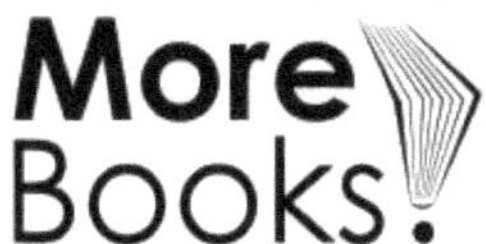

I want morebooks!

Buy your books fast and straightforward online - at one of world's fastest growing online book stores! Environmentally sound due to Print-on-Demand technologies.

Buy your books online at
www.morebooks.shop

Compre os seus livros mais rápido e diretamente na internet, em uma das livrarias on-line com o maior crescimento no mundo! Produção que protege o meio ambiente através das tecnologias de impressão sob demanda.

Compre os seus livros on-line em
www.morebooks.shop

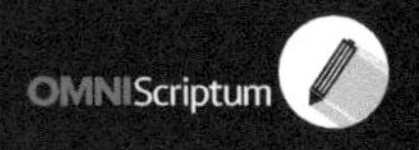

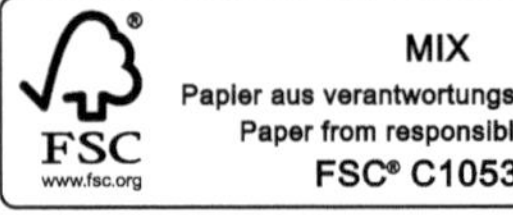

FSC
www.fsc.org
MIX
Papier aus verantwortungsvollen Quellen
Paper from responsible sources
FSC® C105338